Adiós a la migraña

Dr. Jesús Porta-Etessam

VERGARA

Papel certificado por el Forest Stewardship Council®

MIXTO
Papel | Apoyando la silvicultura responsable
FSC® C117695

Penguin Random House Grupo Editorial

Primera edición: mayo de 2023
Segunda reimpresión: junio de 2024

Printed in Spain – Impreso en España

ISBN: 978-84-19248-52-7
Depósito legal: B-4231-2023

Compuesto en Comptex&Ass., S. L.

Impreso en Liber Digital, S. L.
Casarrubuelos (Madrid)

VE48527

Índice

Introducción

Qué es una cefalea, qué tipos existen y cuál es su importancia

Las cefaleas son una de las enfermedades más frecuentes; según la OMS, la Organización Mundial de la Salud, la tercera enfermedad no transmisible por frecuencia, y una de ellas, la migraña, es la octava causa de discapacidad. La cefalea es simplemente un dolor de cabeza que se puede deber a muchísimas causas. De forma habitual, las dividimos en cefaleas primarias, donde el dolor de cabeza es la propia enfermedad, aunque se pueden acompañar de otros síntomas, y cefaleas secundarias, en las que el dolor puede ser el síntoma de otro proceso distinto. Dentro de estas, las hay más benignas, como puede ser la cefalea por la resaca o la cefalea después de un golpe en la cabeza, o más graves, como la relacionada con un tumor cerebral, que afortunadamente son mucho menos frecuentes. Las cefaleas primarias suelen debutar en la juventud y, según se envejece, el debut de una cefalea aumenta la probabilidad de que se trate de una cefalea secundaria. En ocasiones una cefalea secundaria, como la que observamos asociada a la COVID-19, puede cronificarse y comportarse como una primaria.*

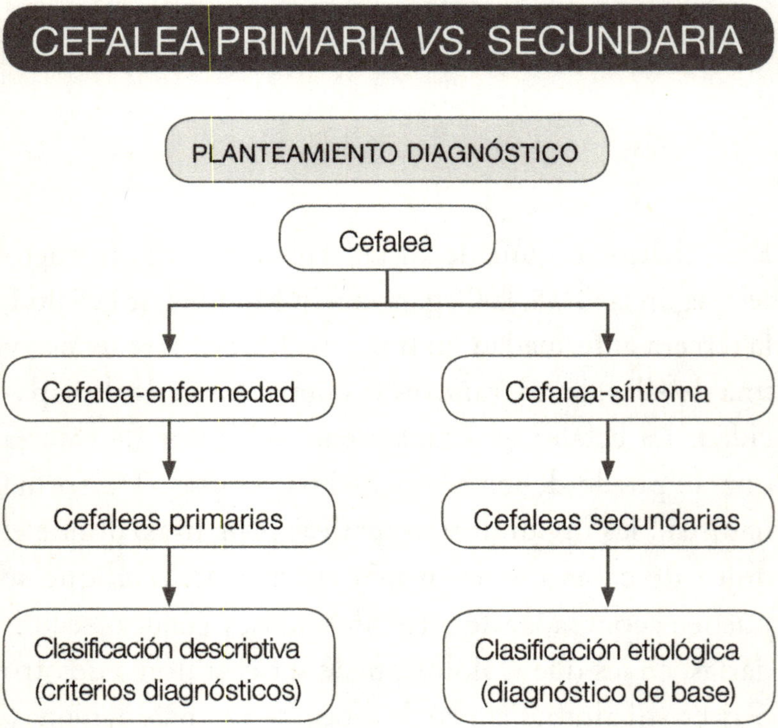

FIGURA 1. Cefalea primaria y secundaria.

* En uno de nuestros estudios observamos que hasta un 20 % de los pacientes que padecían cefalea por COVID-19 tenía riesgo de cronificación.

La migraña* (o jaqueca),** que es una de las cefaleas más frecuentes e importantes por la discapacidad que produce, es una cefalea primaria, aunque se presente acompañada de muchos síntomas, como veremos más adelante. El diagnóstico de la mayoría de ellas es de tipo clínico, lo que quiere decir que el médico que lo realiza se basa fundamentalmente en la historia clínica, o sea, en preguntar qué es lo que padecemos en la exploración neurológica. En casos concretos se piden pruebas para descartar otras patologías.

En estos grupos de cefaleas primarias tenemos, fundamentalmente, la migraña, la cefalea tipo tensión y la cefalea en racimos, además de otras tipologías mucho menos frecuentes. Dentro de las cefaleas secundarias, es importante saber cuándo tenemos que preocuparnos por padecer un dolor de cabeza; esto es lo que llamamos signos y síntomas de alarma o de prudencia.

* El término «migraña» proviene del griego *hemikranion*, en el que se hace referencia a su característica de dolor en media cabeza (aunque en un porcentaje alto duelen zonas simétricas de la cabeza, como ambos temporales, el occipital, la cervical o las órbitas).

** «Jaqueca» (proviene del árabe *saqiqa*, y significa dividir en dos) es un término que en la actualidad no se utiliza por las implicaciones que ha adquirido.

Criterios de alarma

1. Cuando un tipo de cefalea aparece por primera vez en una persona mayor de cincuenta años, con antecedentes de cáncer o inmunodepresión (sida, tratamiento inmunomodulador...) o con riesgo de sangrado intracraneal (toma anticoagulantes...).
2. La cefalea tiene un inicio brusco, como una explosión.
3. Aparece tras un esfuerzo.
4. Presenta síntomas neurológicos diferentes al aura o asocia alteración en el nivel de consciencia, trastornos de conducta o crisis epilépticas.
5. Se desencadena con los movimientos de la cabeza o cambios de postura.

Criterios de prudencia

1. Inicio reciente con aumento progresivo en intensidad o frecuencia, o cambios marcados en su patrón clínico.
2. Empeoramiento de la cefalea, falta de respuesta o pérdida de eficacia a los tratamientos que previamente respondía.
3. Presenta una localización unilateral estricta; en el caso de la migraña, que siempre sea el mismo lado de la cabeza.
4. Fiebre y cefalea sin una causa establecida.

TABLA 1. Criterios de alarma o de prudencia.

El síntoma más importante de todos ellos es una cefalea de instauración brusca, que llamamos «cefalea en trueno» o «explosiva», y que el paciente describe como un estallido dentro de la cabeza. Cuando una cefalea aparece de esta manera y llega a alcanzar una gran intensidad, siempre debemos descartar una causa secundaria. Esto quiere decir que necesitamos descartar que algún proceso esté produciendo ese dolor de cabeza, principalmente, la rotura de un pequeño aneurisma, que es como un globito que sale de un vaso dentro del cerebro y, al brotar la sangre de forma brusca, produce el dolor con las características que hemos mencionado. Hay otras causas de cefalea en trueno: que los vasos se cierren con brusquedad, lo que llamamos «síndrome de paso» o «espasmo cerebral», o que se rompa la pared de un vaso. También existen cefaleas en trueno que no se deben a ninguna de estas causas y que se tratan de manera independiente.

En uno de nuestros estudios observamos lo importante que es acudir a Urgencias cuando sufrimos una cefalea tipo estallido en la cabeza. Se trató del dato más importante y de mayor riesgo para los pacientes que debutaban con una cefalea.

Otro de los síntomas importantes es la cefalea que se desencadena con el esfuerzo. Aunque la migraña suele empeorar con el ejercicio físico y el dolor leve puede aumentar hasta, en ocasiones, provocar una cefalea, se considera un dato de prudencia para estudiar a ese paciente y averiguar si existe alguna causa secundaria de su dolor de cabeza.

Asimismo, las cefaleas que empiezan y no abandonan al paciente, a la vez que aumentan progresivamente en intensidad, pueden ser un dato indicativo de una alteración intracraneal y, por lo tanto, suele ser necesario su estudio.

La presencia de otros síntomas neurológicos, como la pérdida de fuerza en un brazo o mostrar dificultades para hablar (exceptuando lo que llamamos «aura migrañosa», que veremos en un capítulo de forma específica), también puede ser un dato de alarma que nos tiene que preocupar.

El aura es muy específica. Como veremos, suelen ser síntomas visuales, de instauración progresiva, con una duración menor a 60 minutos y con recuperación completa.

En pacientes mayores de cincuenta años a los que nunca les ha dolido la cabeza y este les aparece repentinamente, lo más probable es que se trate de una cefalea primaria. Pero, como con la edad aumenta el riesgo de que se trate de una cefalea secundaria, deberían ser también estudiados como un síntoma de prudencia. Del mismo modo, habrá que estudiar los dolores de cabeza en personas mayores que aparecen después de un traumatismo craneoencefálico y los de los pacientes que están en tratamiento porque han tenido un cáncer o están inmunodeprimidos por distintas enfermedades.

La cefalea que aparece, no que empeora,* cuando hacemos movimientos de cabeza, nos ponemos de pie y nos tumbamos también es un síntoma de prudencia que debe ser analizado.

En definitiva, la mayoría de las cefaleas que vamos a padecer son primarias, pero existen algunos datos que nos pueden indicar que, quizá, deberían estudiarse. El más importante de ellos, y que es un motivo para ir a Urgencias, es una cefalea que se instaure como un estallido dentro de la cabeza. El resto de los datos son muy importantes y los debemos tener en cuenta, ya que nuestro médico los valorará para hacer las pruebas diagnósticas y ponernos el tratamiento más adecuado para lo que padecemos.

* Muchas cefaleas, como la migraña o la cefalea por resaca, una vez instauradas, empeoran con los movimientos de la cabeza.

1

La migraña, una enfermedad con mucha historia

La historia de las cefaleas probablemente se remonte muchísimos años atrás, en concreto, hacia el 7000 a. C., cuando se encontraron los primeros cráneos neolíticos a los que les habían realizado trépanos, es decir, unos agujeros que atraviesan el cráneo y llegan hasta las meninges. Es muy posible que este tipo de perforaciones se realizara porque el paciente tenía dolores de cabeza por distintas causas, y lo más seguro es que algunos de ellos fueran pacientes migrañosos. También es muy interesante que el estudio de estos cráneos lo llevara a cabo en París uno de los neurólogos más conocidos, Pierre Broca.* En su análisis, vio que esas personas habían sobrevivido a los trépanos que les habían realizado.

* Paul Pierre Broca es uno de los padres de la neurología, y fue el primero en describir un área del lenguaje en el lóbulo frontal cuya lesión produce afasia.

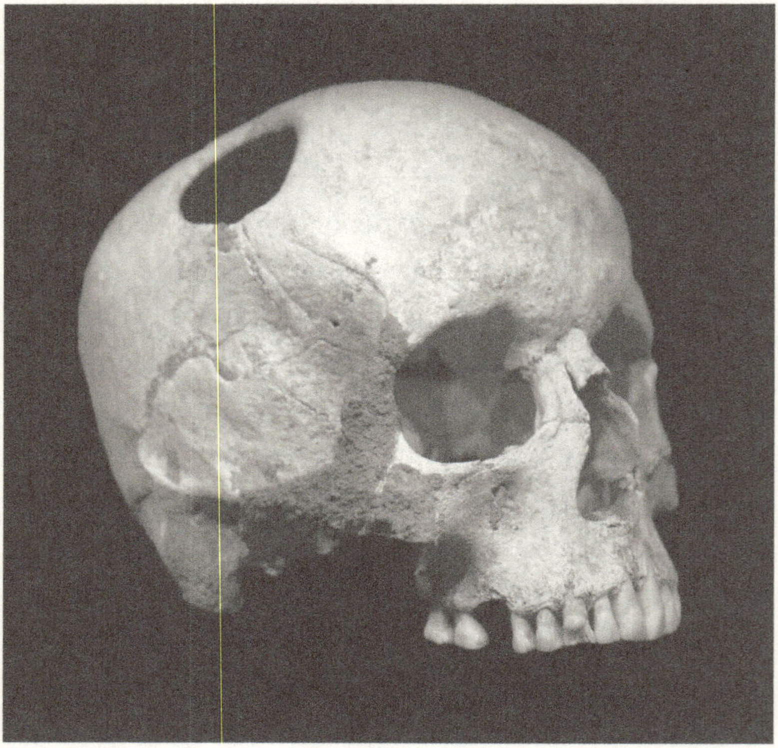

FIGURA 2. Cráneo trepanado que data del 3500 a. C., descubierto en Corseaux, Suiza. *(Wikimedia Commons)*.

La escritura apareció hace aproximadamente cinco mil años, y en ese formato encontramos ya el siguiente dato que puede hacer referencia a las migrañas: el papiro de Ebers (1200 a. C.). En ese documento se mencionan las migrañas, las neuralgias y los dolores craneales bruscos.* Además, se muestra un grabado en el que se ve a un individuo con un cocodrilo en la cabeza, probablemente representando la cualidad o las características del dolor que padecían estas personas. En otro de los grabados se aprecia a un sujeto presionándose la cabeza con un trozo de lino, lo que recuerda mucho a algunas de las acciones que realizan en la actualidad los pacientes con migraña para tratar de aliviar, dentro de lo posible, el dolor de cabeza.

La migraña es una patología muy frecuente que ha acompañado a la especie humana. Prácticamente está presente desde la aparición de la escritura.

* Es especialmente interesante la importante presencia en la raza humana, y que no haya una constancia de una prevalencia similar en otros primates. Las descripciones de un comportamiento similar al de la migraña en humanos son realmente excepcionales.

Pero no es hasta el 400 a. C., aproximadamente, cuando Hipócrates hace la primera descripción de los síntomas de la migraña: describe el aura, el dolor —sobre todo hemicraneal—, y la localización y las características del mismo, incluyendo también la afectación del cuello y de la cabeza.* Incluso alude directamente a la relación que puede tener el ejercicio como un posible desencadenante del dolor de cabeza. También hace una descripción de los síntomas visuales del aura de la migraña, el vientecillo anunciador que algunos pacientes que sufren esta enfermedad sienten antes de que les duela la cabeza y que les avisa de que es posible que poco después la vayan a padecer.

Inicialmente, debido a que con frecuencia la migraña produce síntomas digestivos, ya sea durante su ataque o antes de que este se produzca,** se consideraba, de manera errónea, que el comienzo del dolor de cabeza podía estar relacionado con los problemas digestivos. Hipócrates pensaba que podía estar conectado con la liberación de una serie de gases directamente desde el

* Resulta muy interesante que Hipócrates describiera la participación del cuello en el dolor de la migraña, algo muy habitual al comienzo de esta en muchos pacientes que la padecen y que es un síntoma de la propia migraña. En ocasiones, de manera errónea, se confunde con el posible origen cervical de migraña.

** Sucede porque el control digestivo depende del sistema nervioso central y es un síntoma típico de la migraña.

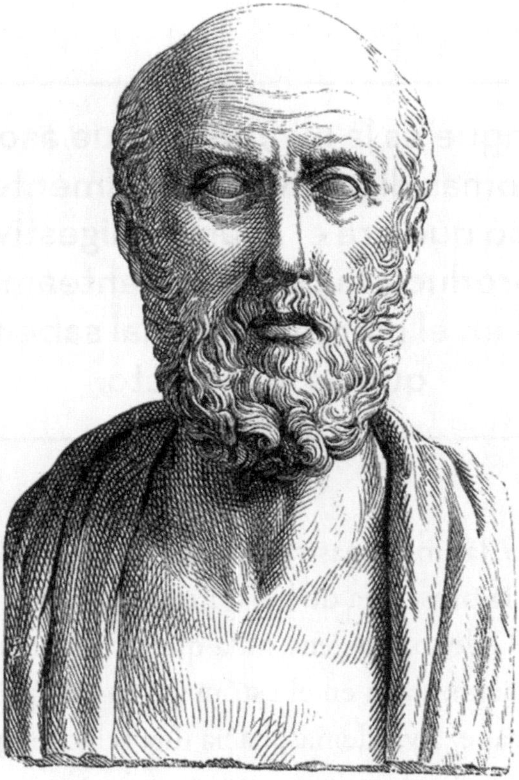

FIGURA 3. Hipócrates. Muchas de sus descripciones clínicas están vigentes actualmente. *(Wikimedia Commons).*

estómago, que podían afectar al cerebro y producir el dolor. También lo relacionaba con los vómitos que sufren los jóvenes, refiriéndose a estos como «ataques biliosos».

Aunque es la migraña la que asocia síntomas digestivos, inicialmente se pensó que era el aparato digestivo lo que producía la cefalea, planteamiento que en el momento actual sabemos que es incorrecto.

Asimismo, las migrañas ya se relacionaron hace dos mil años con la presencia de bilis. Esta relación la hizo sobre todo Galeno, que entendía que probablemente era esta bilis acumulada en el estómago lo que producía el dolor de cabeza y, además, hacía una relación que todavía cuentan algunos de nuestros pacientes: que, al vomitar esas bilis, el dolor de cabeza mejora. Todos estos planteamientos no son correctos y, con investigaciones posteriores, hemos visto que ocurre al revés, que realmente es la migraña la que produce el resto de los síntomas; las náuseas y los vómitos que pueden predecir la enfermedad se producen por la activación del sistema nervioso central, es decir, la migraña es la culpable de esos síntomas, al igual que es lo que genera el dolor occipital o cervical que pueden presentar algunos pacientes antes de que les duela la cabeza.

Edad Media y Edad Moderna

Tras un vacío y antes de llegar a la época de la gran revolución científica, tenemos que hacer una parada obligatoria en la Edad Media para conocer a un personaje excepcional, Hildegarda de Bingen, que vivió del 1098 al 1179.* Esta religiosa mística fue una gran intelectual, con capacidad literaria y musical, una persona muy avanzada para su época, de igual manera que santa Teresa de Jesús, y que nos ha transmitido sus visiones gracias a sus dotes literarias y pictóricas. En ellas vemos claramente auras migrañosas, que van después acompañadas de un dolor de cabeza con estas características. En aquella época, no se consideraba si las visiones eran reales o no, ni se pensaba en sus causas; tan solo se centraban en si eran manifestaciones del cielo o del infierno; las del cielo eran las teofanías, marianofanías o cristofanías. En este caso, Hildegarda de Bingen atribuyó estas manifestaciones a la presencia del cielo en la tierra.

* Hildegarda de Bingen fue una persona polifacética con especial inclinación artística y que ejerció una importante influencia en su época.

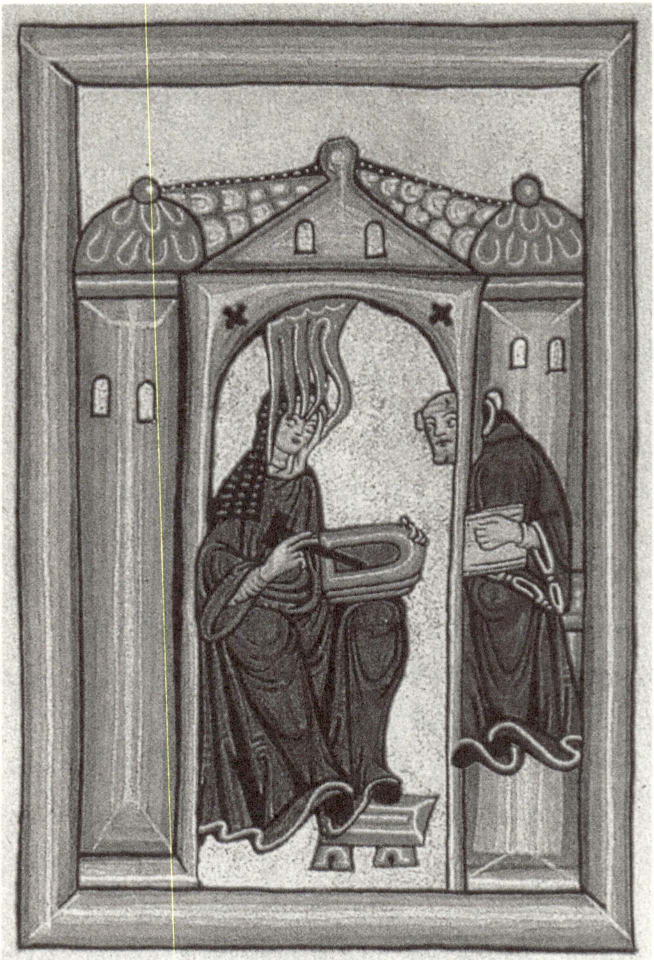

FIGURA 4. Hildegarda de Bingen en una representación que se ha interpretado como la presencia de un aura de migraña. *(Wikimedia Commons).*

En el Medievo se trataban los dolores de cabeza con aplicaciones locales de soluciones líquidas, que solían contener vinagre y opio. Probablemente, el vinagre se utilizaba para intentar dilatar, en cierta manera, los poros de la piel y que penetrase mejor, y el opio para paliar el dolor.

Llegados a la Época Moderna, en el año 1672 Thomas Willis introduce el término «neurología», la especialidad que se va a encargar de estudiar y de tratar las cefaleas y, en concreto, la migraña. Willis hace un análisis excepcional de lo que es la migraña, al identificar las características del ataque y del dolor, la influencia que pueden tener los cambios de presión atmosférica, cómo en ciertos pacientes también influyen algunos aspectos de la alimentación, y, finalmente, los factores hereditarios que tiene la migraña.* Además, en muchos de los pacientes con migrañas, las características del dolor de cabeza pueden tener o adoptar de manera puntual unas propiedades pulsátiles, como los latidos del corazón. Willis plantea la hipótesis de que esto puede estar relacionado con la vasodilatación.

* La migraña se hereda de forma poligénica, de la misma manera que el color de la piel, la altura o la hipercolesterolemia.

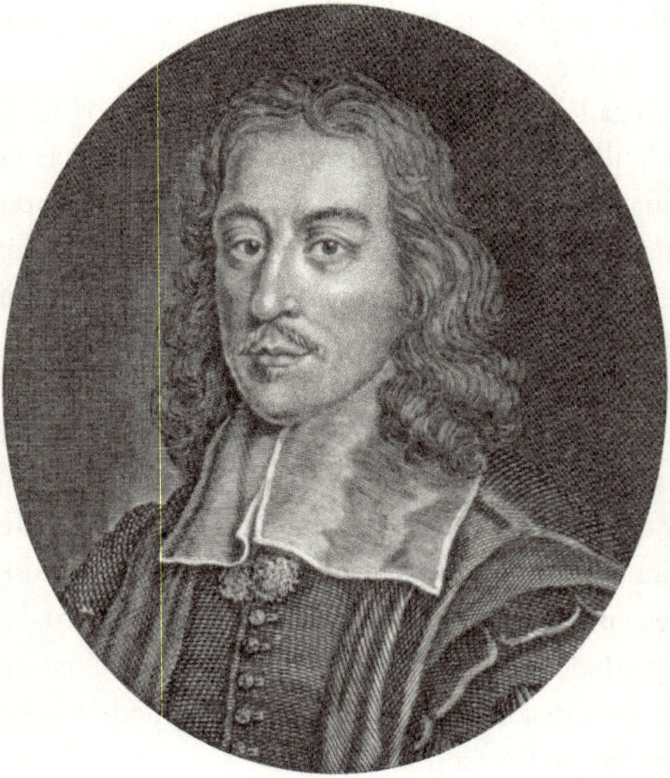

FIGURA 5. Thomas Willis ejerció un papel fundamental en el desarrollo de la neurología y realizó una descripción muy detallada de la migraña. *(Wikimedia Commons).*

La hipótesis vascular de la migraña, basada en la vasodilatación, como única causa de la migraña no está vigente en la actualidad.

Edad Contemporánea

La hipótesis vascular, sustentada en la vasodilatación, está tan arraigada que, aproximadamente cien años después, Erasmus Darwin* pensó que, si la migraña se produce por vasodilatación, al hacer rotar al paciente de tal manera que queden los pies en la parte externa, gracias a la fuerza centrífuga disminuiríamos el flujo sanguíneo al cerebro y el dolor podría mejorar. Esta teoría vascular permaneció durante muchos años, e incluso hasta el siglo XX para muchos autores ha sido la base fundamental de la fisiopatología de la migraña. Sin embargo, en 1873, Edward Liveing se plantea la posibilidad de una teoría neurógena. Así, piensa que la migraña puede estar producida por una liberación directa o una activación de las neuronas, y relaciona esta con la epilepsia, otra de las enfermedades que se producen por una afectación del sistema nervioso cen-

* Erasmo Darwin fue el abuelo de Charles Darwin.

tral. Por aquella época, los tratamientos se basaban fundamentalmente en intentar aminorar las crisis de migraña y eran poco eficaces. Hasta que, en 1888, William Richard Gowers se plantea la posibilidad de tratar las migrañas de dos formas: un tratamiento para las crisis (tratamiento agudo) y un método preventivo para intentar reducirlas.* En aquella época, se utilizaban las plantas que por entonces se conocían, sobre todo marihuana, nitroglicerina y alcohol; procedimientos que, con toda probabilidad, eran muy poco eficaces. Sin embargo, por primera vez se consideró la necesidad de tratar las crisis, por un lado, y usar un tratamiento preventivo para disminuir la frecuencia de las migrañas, por otro.

El conocimiento en la fisiopatología de la migraña nos ha permitido diseñar tratamientos preventivos y para las crisis eficaces. En el siglo XXI estamos viviendo una revolución en la forma de tratar a nuestros pacientes.

---

* Planteamiento que sigue, con variaciones, en la actualidad.

Asimismo, todavía por aquella época, se pensaba que las neuronas formaban una red, y que estas alteraciones eran producidas por estímulos eléctricos (activaciones de la red). Pero gracias a los descubrimientos y planteamientos de Santiago Ramón y Cajal, aparece por primera vez la hipótesis neuronal, que sostiene que las neuronas no están todas unidas entre ellas, sino que existe un espacio muy pequeñito (entre 20 y 40 nanómetros) donde se producen las conexiones sinápticas.* Esto cambia totalmente el planteamiento y, a raíz de este descubrimiento, se empieza a considerar la posibilidad de la existencia de un sistema de comunicación, como después se vio con los neurotransmisores. En 1930, Harold Wolf comienza a estudiar la migraña en el laboratorio y propone experimentos para intentar demostrar la hipótesis vascular. A finales de los años sesenta, se observa que la serotonina puede jugar un papel dentro de la migraña y se plantea la posibilidad de crear unos fármacos que actúen directamente en los receptores de esta sustancia para tratar el dolor de cabeza de los pacientes con migraña. Esto permitió que, tras quince años de investigación, aparecieran los primeros

* El estudio del sistema nervioso le llevó a que le otorgaran el Premio Nobel de Medicina en 1906, junto con Camillo Golgi, «en reconocimiento a su trabajo sobre la estructura del sistema nervioso». Las descripciones de Ramón y Cajal han cambiado los conceptos en la neurología y han ayudado al avance en el conocimiento de las enfermedades.

triptanes, medicamentos destinados a tratar las crisis de migraña aguda.

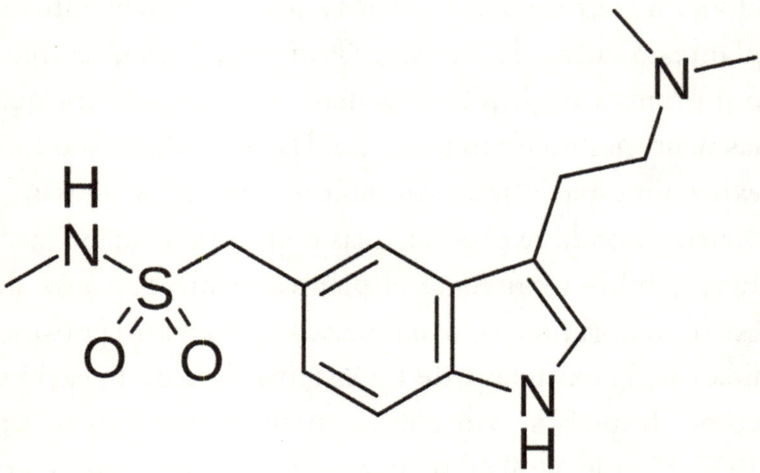

FIGURA 6. Estructura del sumatriptán, primer fármaco específico para el tratamiento de las crisis de migraña. *(Wikimedia Commons).*

Desde los años noventa hasta la actualidad, hemos vivido un crecimiento feroz del conocimiento de la migraña, no solamente de su fisiopatología o de la discapacidad que produce, sino también de las implicaciones que tiene desde el punto de vista social, familiar y laboral. Hemos aprendido la importancia que tiene la liberación de distintas sustancias y, gracias a ello, hemos creado fármacos capaces de combatirla. El mundo ha cambiado para los pacientes que padecen migraña, y esto se debe a todos estos avances, a todas las investigaciones, porque sin ellas no habría nuevos tratamientos. Y necesitamos seguir ahondando en el conocimiento de la migraña para poder hacer un tratamiento no solamente individualizado, sino de precisión, que disminuya los efectos secundarios y consiga que nuestros pacientes puedan hacer una vida normal. A todos esos investigadores y avances les debemos el momento en el que nos encontramos hoy.

2

¿Cómo es una migraña y cómo la distingo de otras cefaleas?

Tipos de cefaleas

Las cefaleas son aquellas entidades donde uno de los síntomas fundamentales es el dolor de cabeza y puede ser debido a distintas causas y asociar otros signos y síntomas. Como hemos apuntado en la introducción, el dolor de cabeza puede ser la enfermedad en sí misma; entonces podemos hablar de cefaleas primarias, entre las que se encuentran las migrañas, la cefalea en racimos o la cefalea tipo tensión, y así un gran grupo de afecciones que no se deben a ninguna lesión dentro del cerebro y cuyo síntoma fundamental o uno de los síntomas primordiales es el dolor de cabeza. El otro gran grupo de patologías, donde el dolor de cabeza es lo que produce otra alteración, es el de cefaleas secundarias, por ejemplo, las que se originan por golpes en la cabeza o las que están asociadas a la resaca, o en casos graves, las causadas por la rotura de un vaso dentro del cráneo y la salida brusca de la sangre.*

* Como comentamos en la introducción, una cefalea brus-

Las cefaleas primarias son aquellas donde la cefalea es el *core* de la enfermedad y no se debe a ninguna otra, mientras que en las secundarias la cefalea es solo un síntoma de otro proceso.

Por consiguiente, la migraña es una cefalea primaria, pero es mucho más que un dolor de cabeza. Es una enfermedad que requiere un diagnóstico clínico, lo que quiere decir que no necesitamos hacer ninguna prueba al paciente: escuchándolo y explorándolo somos capaces de llegar a un diagnóstico. En ocasiones, si el médico que ve al paciente tiene dudas, puede pedirle alguna prueba de neuroimagen, como una resonancia magnética o un TAC, o analíticas especiales, pero a día de hoy no hay ningún marcador biológico que determine la migraña, es decir, no hay ninguna prueba que corrobore si se padece la enfermedad.*

ca puede deberse a la rotura de un aneurisma (una dilatación de un vaso), produciendo una hemorragia subaracnoidea, un cuadro muy grave.

* Aunque el péptido relacionado con el gen de la calcitonina (CGRP) ejerce un papel fundamental en la migraña, a día de hoy no se considera un marcador de esta.

Características de las migrañas

La migraña es una cefalea muy específica, tiene unas características únicas que la distinguen de otros dolores de cabeza. Este dolor puede ser opresivo, como un peso alrededor de la cabeza, o tener una cualidad pulsátil más específica, es decir, notamos los latidos dentro del cráneo, incluso algunos pacientes sienten la dilatación de alguna vena que se ve a través de la piel. Otra de las características típicas es la localización; lo más frecuente es que sea hemicraneal, es decir, que duela la mitad de la cabeza, y de aquí viene el nombre de esta afección: *hemikranion*, palabra griega que ha derivado en «migraña». Sin embargo, puede doler toda la cabeza y es muy habitual que empiece, especialmente, en la zona occipital o cervical, de ahí que muchos pacientes o médicos, de manera errónea, piensen que la migraña se produce por molestias cervicales.

Aunque clásicamente la migraña se considera que es hemicraneal, realmente puede ser cervical, occipital, bitemporal o periorbitaria.

Un dato muy típico de la migraña y que la distingue de otros dolores de cabeza es que los movimientos bruscos hacen que la dolencia empeore, de tal manera que el paciente prefiere estar con la cabeza quieta. Esto se debe, probablemente, a la inflamación de las meninges y los vasos que se producen después de la liberación de cierto tipo de sustancias, como comentaremos más adelante. También es muy habitual que los migrañosos estén sensibles a los estímulos externos, como las luces (fotofobia), los sonidos (fonofobia) y puede que incluso los olores (osmofobia), aunque estos solamente acostumbran molestar a uno de cada dos pacientes. Por las conexiones directas que existen entre el cerebro y el sistema digestivo, el paciente tiene náuseas con frecuencia e, incluso, si las crisis son muy intensas, le pueden ocasionar vómitos. De tal manera que, si una persona sufre cefaleas episódicas con características pulsátiles, le molestan las luces y empeora con los movimientos de la cabeza, muy probablemente sufra un ataque de migraña.

Las características pulsátiles del dolor, la fotofobia y el empeoramiento con la actividad son elementos muy específicos de la migraña.

En cuanto a la duración del dolor de cabeza, la migraña suele tener un comienzo y un fin, aunque es verdad que existen formas crónicas en las que el paciente tiene dolor todos los días del mes y este alcanza crisis más intensas con las características que hemos comentado.* Estos procesos duran entre 12 y 72 horas, pero en algunos pacientes pueden llegar a durar más de 72 horas; cuando esto ocurre y la intensidad de la migraña es importante, lo llamamos estatus migrañoso. Sin embargo, cuando se prolonga más allá de las 72 horas, pero el dolor es leve o moderado, lo llamamos crisis prolongadas de migraña. Entre un 15 y un 20 % de los pacientes migrañosos, antes del dolor de cabeza, pueden padecer un fenómeno que conocemos como aura, o «vientecillo anunciador», que suele durar aproximadamente 20-30 minutos, y acostumbra instaurarse y desaparecer de manera progresiva. A veces puede durar hasta una hora, incluso prolongarse un poquito más. Lo usual es que se padezcan síntomas visuales que van creciendo de forma gradual, alcanzan el máximo y luego disminuyen, pero después, en ocasiones, pueden sufrirse alteraciones sensitivas, como adormecimiento de la mano o incluso dificultades para hablar. Un aspecto importante es que, prácticamente, la totalidad de los pacientes que experimentan el fenómeno del aura empiezan con síntomas visuales, y es muy raro que directamente sien-

* Consideramos migraña crónica aquella en la que el paciente padece dolor de cabeza durante más de quince días, y sufre al menos cinco ataques que cumplen criterios de migraña en un periodo de tres meses.

tan síntomas sensitivos, alteración del lenguaje o pérdida de fuerza.*

Perfil temporal
• Cursa con episodios • Instauración progresiva • Duración de 4 a 72 horas • Recurrente • En ocasiones desencadenantes

TABLA 2. Perfil temporal de la migraña.

Otras sintomatologías son las que conocemos como prodrómicas o premonitorias, que consisten en ciertas señales que aparecen las horas previas, incluso el día de antes, al dolor de cabeza, y que no son ni el aura ni los síntomas típicos de la migraña. Estos los relacionamos con la dificultad de concentración, la somnolencia, la fotofobia, la fonofobia más agravada de lo habitual y la apetencia por dulces, entre otros. Por ejemplo, en ocasiones, el paciente toma chocolate y, al tener este

* La aparición por primera vez de pérdida brusca de fuerza, desviación de la boca, inestabilidad marcada o alteración del lenguaje debe hacer pensar en un ictus, y se debe activar el protocolo correspondiente.

pródromo, cree que ha sido el dulce lo que ha desencadenado el dolor de cabeza, aunque realmente ha sido la migraña lo que le ha inducido a tomar chocolate.

Aunque se pensaba que el chocolate desencadenaba la migraña, en los últimos años hemos comprobado que, en la mayoría de los pacientes, se trata de un pródromo que consiste en apetencia por dulces, lo que hace que el paciente consuma chocolate.

Estos síntomas varían según los estudios, pero aproximadamente afectan a entre un 20 y un 60 % de los pacientes migrañosos. Después de todos estos síntomas, el enfermo tendrá lo que llamamos posdromos. Esto significa que, quizá, el día después no tenga dolor de cabeza, pero aún no se encuentre bien del todo (falta de concentración, dificultad para llevar a cabo las rutinas, etc.), lo que los pacientes llaman «fase de la resaca».

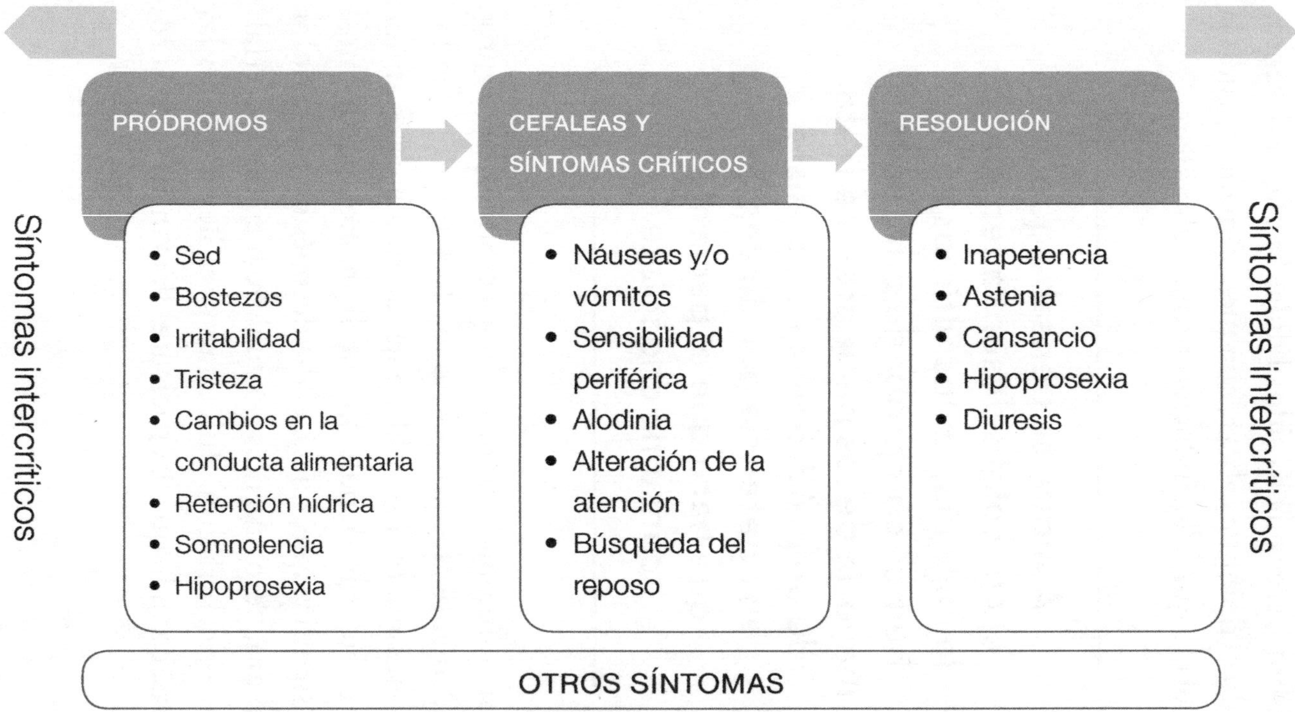

FIGURA 7. Características de la migraña.

Los desencadenantes de la migraña son un dato importante que tener en cuenta en la historia clínica.

Otro aspecto relevante de la migraña que nos ayuda a distinguirla de los dolores de cabeza es el porcentaje de pacientes que sufren desencadenantes. Los más habituales son, por ejemplo, los cambios hormonales en la mujer, de ahí que con frecuencia les duela la cabeza justo los días anteriores o durante la regla; incluso en algunas de ellas aparecen en la ovulación. Otro desencadenante clásico son los cambios ambientales y el estrés, que nos ayudan a llegar al diagnóstico (aunque habitualmente esto sucede cuando la persona se relaja después de un periodo de tensión).

De este modo, podemos concluir que la migraña reúne una serie de aspectos que nos permiten, desde el punto de vista clínico, hacer un diagnóstico adecuado.

3

¿Cómo se hereda la migraña?

Las cuestiones importantes sobre la herencia de la migraña son: ¿por qué tengo migraña y mi hermana no? ¿Por qué me ha aparecido este dolor de cabeza si en mi familia no hay ningún migrañoso? ¿Por qué mis hijos no la sufren si mi marido y yo sí la tenemos? ¿Cuál es el riesgo de que una hija padezca dolor de cabeza?

Factores hereditarios

En este capítulo vamos a tratar la herencia de la migraña. Conocemos desde hace mucho tiempo que esta enfermedad tiene un componente hereditario. Cuando una persona tiene migraña, existe una probabilidad mayor del 60 % de que algún familiar de primer grado también la sufra. Tras muchos estudios sobre el tipo de mutaciones, hemos comprobado que, dependiendo de la clase de migraña, hay mutaciones diferentes. Por un lado, tenemos las migrañas más habituales, las que no presentan aura y que padece la mayoría de la gente, y cuya herencia es poligénica, es decir, heredamos genes de nuestros padres y la combinación de ambos nos marca el riesgo, en principio, de padecer la enfermedad. Estos genes son fundamentalmente de aspectos vasculares o de funcionamiento neuronal. Existen otras patologías de herencia poligénica, por ejemplo, la hipercolesterolemia, y, además, algunas de nuestras características, como la altura o el color de la piel, también pertenecen a este tipo de herencia.* Una comparativa que se puede estudiar para comprender cómo se hereda la migraña viene ejemplarizada con la característica de la estatura. De dos padres altos al hijo pueden tocarle los genes de estatura media, o al revés, dos padres de una estatura media pueden tener un hijo con los genes de estatura alta. De la misma manera, los genes de los progenitores influyen en que su hijo pueda padecer migraña habitual.

Un aspecto especialmente interesante son los tipos de genes que participan en el desarrollo de la enfermedad. Estos toman parte en aspectos vasculares y en el funcionamiento neuronal.

* Este tipo de herencia justifica que los hijos de dos padres migrañosos puedan no padecerla y, en una familia sin migraña, un hijo herede varios genes y la desarrolle.

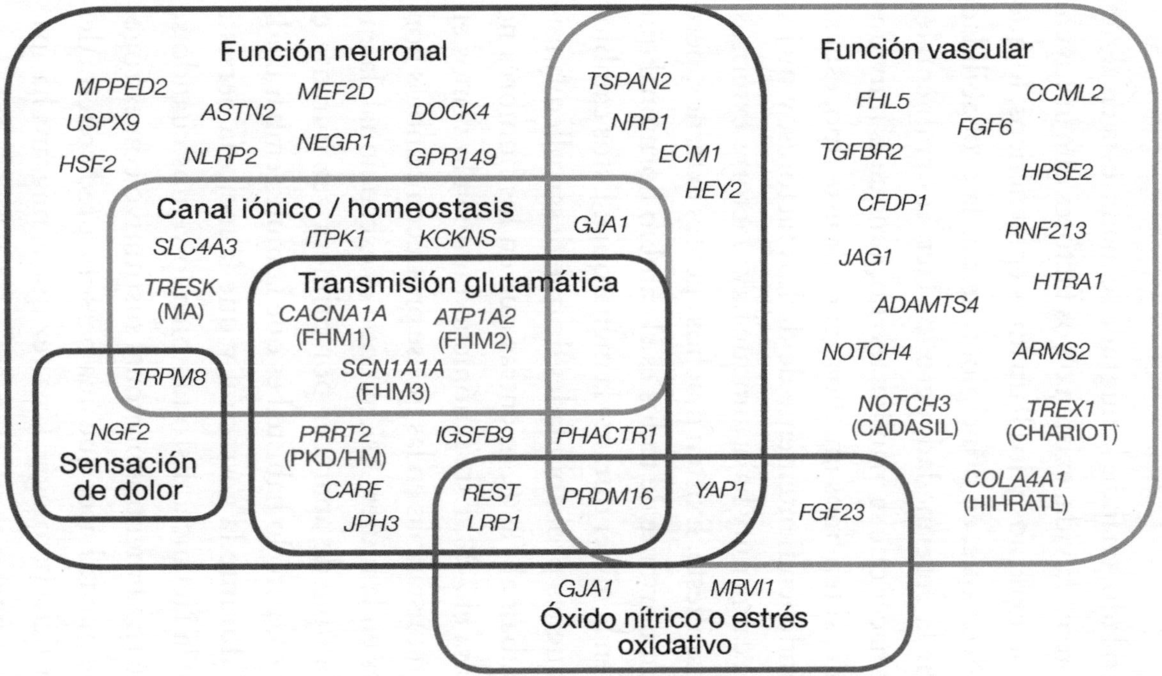

Figura 8. Genes implicados en la migraña. Compuesto a partir de H. D. Sutherland y L. R. Griffiths (2017).

Factores externos

Por otro lado, cuando la migraña se manifiesta en algún momento en la vida, existen otros factores que influyen. Estos son externos y los llamamos epigenéticos, lo que quiere decir que, en principio, tenemos la probabilidad de sufrir la enfermedad, pero los factores ambientales pueden hacer que se manifieste o no, aunque es muy posible que, si tenemos muchos genes de este tipo, esta se revele independientemente de dichos factores, y que si hay una carga muy baja, aunque haya factores externos, no se manifieste. Existen muchos agentes externos, pero el más importante de todos es el cambio hormonal que ocurre en la mujer durante la menarquia. Estos cambios hacen que las probabilidades de que desarrollen la migraña suban al 18 %, mientras que en los hombres no sobrepasa el 7 %. Este fenómeno también lo vemos en otras circunstancias en las que se producen cambios hormonales en la mujer. Así, aunque es excepcional, la enfermedad puede aparecer por primera vez durante el embarazo, pero lo habitual es que la mujer embarazada mejore durante la gestación y que la mejoría persista durante la lactancia. Esto también lo vemos cuando se toma un tratamiento hormonal sustitutivo con estrógenos, que puede hacer que una persona predispuesta desarrolle dicha patología. Una vez que la migraña ha aparecido, el paciente ya es migrañoso y puede tener un riesgo variable de padecer crisis.

La genérica es importante en la migraña y nos explica el patrón de herencia poligénico, el papel de la epigenética y los factores ambientales, la comorbilidad* y aspectos de la fisiopatología.

* La comorbilidad es la asociación de dos procesos médicos con una frecuencia mayor de la esperada por la estadística.

4

¿Por qué la migraña es tan incapacitante y tiene tan poca consideración social?

¿Quién sufre migrañas?

La migraña es una enfermedad muy discapacitante que afecta al 12 % de la población; esto quiere decir que en nuestro país hay cinco millones de personas que padecen migraña. Se considera que es la enfermedad neurológica más frecuente, puesto que afecta al 18 % de las mujeres y al 7 % de los hombres; entre un 4 y un 6 % de los niños también la sufren.

Uno de cada cuatro hogares, una de cada cinco mujeres, uno de cada doce hombres y uno de cada veinte niños, al menos, padecen una migraña. Sin embargo, no tenemos esta impresión.

De entre las patologías que causan discapacidad, la migraña es la octava en la lista de la OMS y la sexta enfermedad más prevalente de todas las que existen, aunque algunos estudios dicen que puede ser la tercera.

Por lo intensos que son los ataques de migraña, se considera que pueden ser tan incapacitantes como una ceguera o una tetraplejia; sin embargo, cuando estos pasan, la persona puede hacer una vida completamente normal. Esto hace que la migraña sea la primera causa de discapacidad en los menores de cincuenta años; de hecho, en nuestro país, el 50 % de las personas con migraña presenta una discapacidad grave o muy grave. Además, afecta fundamentalmente a las mujeres en una época importantísima, entre los veinte y los cuarenta años, edad en las que se suelen tomar decisiones profesionales, personales o familiares que pueden marcar el resto de su vida.

Algo que llama la atención es que el 25 % de los migrañosos, es decir, uno de cada cuatro, no ha consultado nunca por su dolor de cabeza, y la mitad de los pacientes que acuden al médico suele dejar la medicación de manera precoz y no vuelve a consultar por su patología.* Además, tres de cada cuatro pacientes tardan más

* Llama la atención el escaso reconocimiento social de una patología tan discapacitante que hace que el paciente, en ocasiones, no consulte a su médico por ella.

de dos años en tener un diagnóstico correcto de lo que les ocurre.

En nuestro país, el 50 % de las personas con migraña presenta una discapacidad grave o muy grave.

Limitaciones que sufren los migrañosos

Lo cierto es que estamos hablando de una enfermedad muy discapacitante, que limita muchísimo a la persona que la padece, por no poder trabajar ni salir a la calle, o por miedo a ir a una cena por si le da un ataque de migraña y tiene que irse antes de tiempo, o por si pasa un mal momento rodeado de amigos o compañeros. También puede condicionar la vida normal de los niños, limitándoles en el colegio, al realizar un examen o en la práctica de un deporte.

Desde un punto de vista laboral, un migrañoso a veces no puede acudir al trabajo, con lo cual aumenta discretamente el absentismo, aunque, con mucha más frecuencia, el paciente acude con el dolor de cabeza, causando el llamado «presentismo», es decir, su rendimiento baja mucho más de lo que corresponde por acudir en esas condiciones.

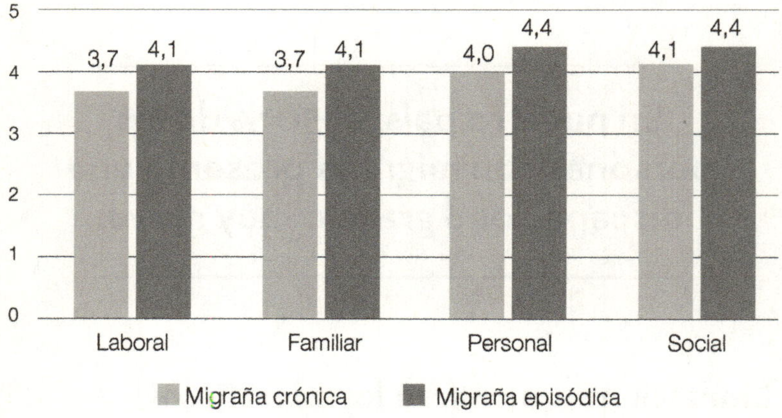

FIGURA 9. La discapacidad episódica y crónica de la migraña de 0-5. *(Compuesto a partir del* Atlas 2018*).*

Como los ataques de migraña son impredecibles, a muchos enfermos les genera ansiedad anticipatoria; esto quiere decir que les da miedo tomar decisiones en su vida o acudir a distintos eventos ante el riesgo de sufrir un ataque. Esta circunstancia puede producir dos fenómenos distintos: por un lado, que la persona poco a poco se aísle y decida, por miedo, no acudir a reuniones que le apetecen; y por otro, que, al tener ansiedad anticipatoria, empiece a tomar medicación sin necesitarla de modo que, en muchas ocasiones, como no ha acudido a un especialista, se automedica con el riesgo de cronificación del dolor que esto conlleva.

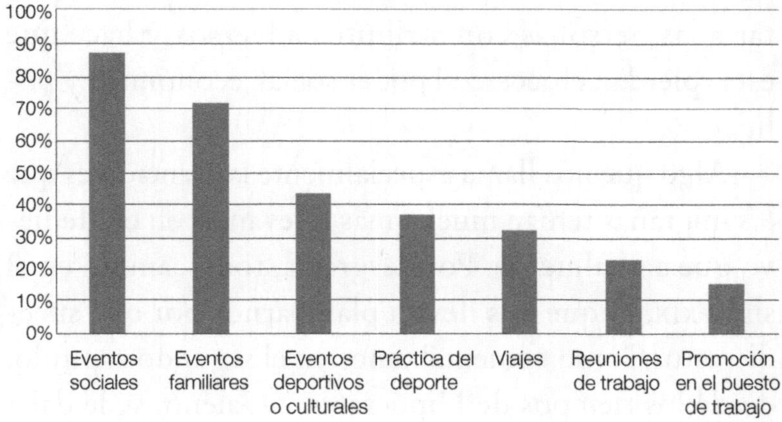

FIGURA 10. Eventos perdidos por los pacientes con migraña. *(Compuesto a partir del* Atlas 2018*)*.

Por todo esto, nos preguntamos, si la migraña es una enfermedad que afecta a tantas personas, es tan frecuente y discapacitante, y limita tanto al enfermo, ¿por qué los pacientes que la padecen tienen que sufrir varias cruces? La cruz del dolor de cabeza, la cruz de la limitación que le produce y la cruz de la incomprensión social.

¿Por qué una patología de estas características no es comprendida socialmente?

Desgraciadamente, se debe a que la migraña tiene un estigma asociado. Este es un constructo social que utiliza las actitudes culturales predominantes para etiquetar a las personas con atributos adversos y hace que estas pierdan el acceso al poder social, económico y político.

Algo que nos llama especialmente la atención es que las migrañas tenían mucha más relevancia en el Medievo que actualmente. Por desgracia, todo cambió en el siglo XIX, lo que nos lleva a plantearnos por qué sucedió esto. Como comentábamos en el segundo capítulo, desde los tiempos de Hipócrates y Galeno, se le daba importancia a la migraña y se la consideraba una enfermedad incapacitante, pero de manera absolutamente injusta y sin ningún rigor científico, la migraña y la jaqueca comenzaron a ser consideradas como trastornos de las madres de clase baja, cuyas mentes y cuerpos se habían debilitado por el trabajo diario, el sueño alterado, la alimentación insuficiente y la lactancia constante.

La migraña se consideró una enfermedad discapacitante hasta el siglo XIX, cuando empezó a estar asociada con ciertos estigmas.

Esa visión de la mujer no solamente aparece en la medicina, sino que también se lleva a la literatura, donde nos encontramos con la figura de la mujer débil, con dolores de cabeza. La asociación de la migraña con la fragilidad es uno de los problemas fundamentales que hemos heredado en los siglos XX y XXI al tratar esta patología, de tal manera que todavía se considera que esta no es una enfermedad discapacitante, y muchas veces se acusa a los migrañosos, de manera jocosa, de utilizarla como excusa para eludir sus obligaciones laborales.

Esta idea está tan arraigada que, cuando se hacen encuestas entre neurólogos, solamente el 20 % considera que es una enfermedad discapacitante, mientras que el 50 % piensa que es una patología llevadera, lo que hace que la situación que viven las personas que padecen migraña sea realmente dura. Con frecuencia, el propio paciente tampoco valora la enfermedad, pues, como tiene un componente genético (poligénico), hay personas en su familia que la han sufrido y, por lo tanto, considera que no es una enfermedad grave porque la ha normalizado.

Los estigmas de la migraña

El significado que se le dio en el siglo XIX creó un estigma de género al considerarse un atributo asociado al género femenino. Se trata de una asociación injusta, y más aún en los momentos actuales, donde las mujeres, aparte de la actividad laboral, en muchas ocasiones siguen manteniendo la actividad familiar, donde la colaboración de la pareja no suele ser tan complementaria como debería y, además, con frecuencia padecen ataques de migraña, lo que las limita muchísimo más.

Asimismo, la migraña se compara con enfermedades graves, y se le quita el valor de la discapacidad. Se trata de una enfermedad altamente invalidante, lo que la hace grave para la persona que la sufre, aunque su vida no corra riesgo. Esto hace que exista también un estigma entre los propios neurólogos y médicos que tratan a los pacientes con migraña, y conlleva que muchas veces se minusvalore y no se trate adecuadamente a los enfermos con esta patología y que se les digan cosas como: «Usted se tiene que acostumbrar a vivir con este dolor de cabeza», «Esto es algo normal y en realidad no merece la pena poner un tratamiento», «Esto se debe a que usted se pone muy nervioso; lo que tiene que hacer es relajarse», y una serie de comentarios realmente injustos, dado que la migraña es una enfermedad limitante y que en pleno siglo XXI se puede tratar de forma adecuada.

Finalmente, existe un estigma social. Si se minusvalora una enfermedad, la sociedad no la tiene en consideración, de tal manera que, a menudo, cuando alguien tiene un ataque de migraña, prefiere no decirlo porque, en muchos ambientes, puede interpretarse como una excusa y en otros, puede considerarse una falta de rendimiento en su trabajo, cuando en realidad el migrañoso solo suele estar indispuesto mientras sufre el ataque de migraña y el resto del tiempo puede hacer una vida completamente normal.

Debemos tener en cuenta que es una enfermedad que se acompaña de un dolor de cabeza horrible, que empeora con el movimiento, náuseas y con frecuencia vómitos y que, además, hace que molesten las luces y los ruidos y obliga a estar en un cuarto a oscuras.* Tenemos que ayudar a los pacientes cuando tienen un ataque para que estén aislados y entenderlos, pero también hay que recordar que, cuando no tienen el ataque de migraña, llevan una vida normal.

Estas personas se comportan como superhéroes que luchan contra la enfermedad, que trabajan a pesar de tener dolor de cabeza y que, además, no gozan de la comprensión de los demás. Por eso, es labor de todos luchar contra este estigma que fundamentalmente se presenta en las mujeres. Todos en nuestro ámbito debemos intentar que las personas con migraña sean consideradas como discapacitadas durante los ataques y luchar por un mundo más justo, que entienda verdaderamente el sufrimiento de las personas que padecen esta enfermedad.

* Hay países donde, en las empresas y en Urgencias, se están diseñando lugares habilitados para que los pacientes con migraña pasen sus crisis.

5

Tipos de migraña: no todas son iguales

Las migrañas se distinguen por muchísimos aspectos, aunque, como hemos comentado, el grueso de esta patología se basa en las características del dolor: habitualmente es pulsátil, pero puede ser opresivo; suele ser específico, ya que lo más típico es que sea hemicraneal, aunque también puede doler toda la cabeza, la zona occipital o cervical o alrededor de los ojos; se acompaña de náuseas y, en ocasiones, de vómitos; hace que molesten especialmente las luces, pero también los ruidos y los olores, y empeora con la actividad.

Según si presenta aura

Las migrañas se pueden clasificar de varias maneras; en una de ellas se diferencian dos tipos, dependiendo de si el paciente presenta aura o no. Si tiene ciertos síntomas neurológicos antes del dolor de cabeza, se considerará migraña con aura; es el caso de entre un 15 y un 30 %

de los migrañosos. Sin embargo, si el paciente nunca ha tenido estos síntomas, lo consideramos migraña sin aura.

Esto es importante desde el punto de vista de la fisiopatología, es decir, de por qué se produce el dolor de cabeza, pero también tiene importancia para los estudios. Curiosamente, en los pacientes con migraña sin aura hemos descubierto muchos genes implicados y se considera una enfermedad poligénica, mientras que son mucho más difíciles de encontrar en quienes sufren migraña con aura.

La presencia de aura no es un solo dato clínico, sino que tiene importancia desde la fisiopatología y también con respecto al riesgo de padecer algunas enfermedades.

Dentro del grupo de la migraña con aura, esta será «aura típica» cuando los síntomas se instauran de manera progresiva y desaparecen de la misma forma, que es lo más característico, y habitualmente duran menos de una hora. Cuando un paciente padece aura y después no tiene dolor de cabeza, lo que es relativamente infrecuente y suele ocurrir en pacientes con migraña con aura según envejecen, se denomina «aura típica sin cefalea», y en ocasiones necesitamos estudiar a estos pacientes para descartar otras patologías que les pueden producir este cuadro. Cuando el aura, en lugar de provocar alteraciones visuales en uno de los campos, presenta sensación de vértigo, inestabilidad, visión doble, ceguera en ambos ojos y por todos los campos visuales, los síntomas nos indican la afectación de otra zona del cerebro, el tronco encéfalo. En este caso, lo denominamos «migraña con aura del tronco del encéfalo».

De manera excepcional, el aura se puede acompañar de pérdida de fuerza de un lado del cuerpo, lo que los neurólogos denominamos hemiplejia. A este grupo de migrañas se las conoce como «migrañas hemipléjicas», y pueden formar parte de un contexto de migraña con aura típica o ser diferentes y estar causadas por unas mutaciones, en este caso monogénicas, que van a provocar este cuadro. Todas ellas producen una disfunción de unos canales en el sistema nervioso central y se conocen como «migrañas hemipléjicas familiares». A estas las dividimos según el tipo de mutación en tipo 1, tipo 2 o tipo 3 u otros *loci*.

El aura también puede afectar exclusivamente a la retina, ya que tiene neuronas llamadas «células ganglionares» que transmiten la información de los fotorreceptores. Cuando la migraña afecta a la retina, el paciente sufrirá la alteración tan solo en un ojo, no en el campo derecho o izquierdo de ambos ojos, y a esto lo llamaremos «migraña retiniana».

Según la duración de las crisis

Por la duración de las crisis, podemos hacer una clasificación en: «migraña episódica», cuando estas duran menos de 72 horas, independientemente de si son intensas o no; «migraña prolongada», cuando la intensidad es leve o moderada y dura más de 72 horas, y «estatus migrañoso», una situación grave que se da cuando un paciente tiene una crisis de migraña intensa que le dura más de 72 horas.* Habitualmente, la respuesta al tratamiento del estatus migrañoso disminuye muchísimo y es una patología que se suele atender en Urgencias. Esta situación se considera una complicación y tenemos que evitarla con un adecuado tratamiento de las crisis de migraña.

Según el número de días con migraña

Por otro lado, diferenciamos según el número de días en los que el paciente padece migraña: si este presenta

* Aunque es poco frecuente, hay pacientes cuyas crisis de migraña siempre cursan en forma de estatus, esto es, de crisis intensa de migraña que dura más de 72 horas.

menos de ocho días de dolor al mes, lo llamamos «migraña episódica»; si tiene dolor entre ocho y catorce días al mes, «migraña episódica de alta frecuencia», durante la que aumenta ya claramente la discapacidad, y finalmente existe otra entidad llamada «migraña crónica», que sucede cuando durante al menos tres meses se sufren más de quince días de dolor al mes de los cuales cinco reúnen características de la migraña. Esta última es una enfermedad altamente discapacitante que tiene asociadas unas tasas muy altas de ansiedad y depresión. Según si el paciente presenta comorbilidad psicológica o psiquiátrica, hablaremos de pacientes con «migraña sin comorbilidad» y pacientes con «migraña con comorbilidad de ansiedad o depresión». Esto es importante desde el punto de vista terapéutico.

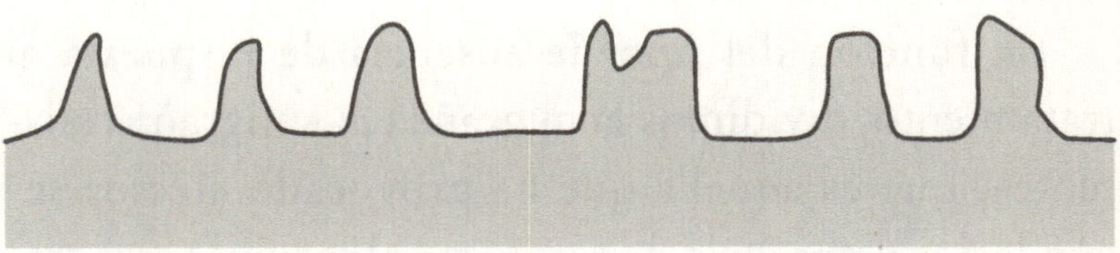

FIGURA 11. Perfil temporal de las crisis de migraña en un paciente con migraña crónica.

La migraña crónica es una patología que asocia comorbilidad y suele ser la evolución de una migraña episódica. Es importante luchar contra esta transición

Otras clasificaciones

En ocasiones, los pacientes con migraña padecen sensibilización, y al tocarles la cabeza les dolerá la salida de los nervios pericraneales, al igual que cuando les palpamos los músculos pericraneales. Si es el caso, estaremos ante una «migraña con síndrome miofascial y sensibilización asociada», y si no, se tratará de una «migraña sin sensibilización asociada».*

En función del tipo de ausencia de respuesta al tratamiento, dividimos la migraña en: «migraña resistente», que es aquella que ha provocado efectos secundarios o ausencia de respuesta al menos a tres tratamientos que tienen evidencias en el manejo de la migraña, o «migraña refractaria», cuando se han probado y ha tenido efectos secundarios o ausencia de res-

* Con frecuencia, una vez diagnosticado, el síndrome miofascial debe tratarse de manera independiente.

puesta en las dosis adecuadas que se utilizan para la migraña.

Es importante conocer si el paciente recibe un excesivo número de tratamientos para las crisis. En ocasiones es la única manera de hacer una vida normal cuando la migraña es frecuente y no responde a los preventivos, pero una toma desproporcionada de medicamentos también puede ser la causa de una cefalea secundaria.

Hacemos una clasificación similar en función del tratamiento de las crisis. Así, estamos ante una «migraña refractaria» si esta no ha respondido al tratamiento con antiinflamatorios ni al menos a la prueba de todos los triptanes, y ante una «resistente» si no ha tenido respuesta antiinflamatoria ni al menos a dos triptanes.

Conclusión

Cuando vemos a un paciente con migraña tenemos que ser capaces de delimitar todos estos aspectos fundamentales, porque van a marcar la propuesta terapéutica que vamos a hacer a esa persona en concreto. Tan importante como un diagnóstico adecuado es conocer aspectos de la vida del paciente, como su género y edad, su trabajo y sus aficiones. Con todo esto, diseñaremos un traje a medida, y ese será el tratamiento más adecuado para cada uno de los pacientes que padecen migraña. Es fundamental evitar la cronificación de la migraña.

6

Fases de la migraña: mucho más que un dolor de cabeza

Antes de entrar en cada una de las fases de la migraña de una manera más extensa, debemos conocer cuáles son estas fases. No todas ellas aparecen en todos los pacientes, e incluso en un mismo enfermo las crisis pueden variar.

El dolor de cabeza es el síntoma príncep de la migraña, pues, en teoría, es el más incapacitante para la mayoría de los pacientes. Además, podemos añadir que es el *core*, es decir, el elemento fundamental que define las características de la migraña. El dolor de cabeza de características pulsátiles y que empeora con la actividad es típico de esta patología, sin embargo, con los conocimientos actuales sabemos que la migraña es mucho más que un dolor de cabeza. El paciente migrañoso pasa por distintas fases en las que siente síntomas diferentes y que son importantes a la hora de hacer el diagnóstico y para entender a qué se debe esta patología.

La migraña tiene varias fases, pero no se manifiestan ni en todos los pacientes ni en todas las crisis.

Fase premonitoria o prodrómica

Lo primero que sienten los pacientes es lo que llamamos síntomas premonitorios o prodrómicos. Son una serie de sensaciones que tienen los enfermos horas o incluso el día antes de sufrir el dolor de cabeza. La mayoría de ellos se han relacionado con la activación del hipotálamo.* Tras realizarse un estudio durante un mes a una paciente migrañosa, se registraron los resultados de las resonancias magnéticas; allí se pudo ver que, durante los ataques, el primer elemento que se activaba era el hipotálamo. Esta es la zona del cerebro que produce las hormonas y está relacionada con los cambios ambientales, de tal manera que justificaría también algunos de los desencadenantes que conocemos, entre los que destacan, por su frecuencia, la dificultad para concentrarse, la sensación de cansancio, la apetencia por dulces o la

* El hipotálamo es una estructura que regula los ciclos y tiene conexiones con muchas estructuras.

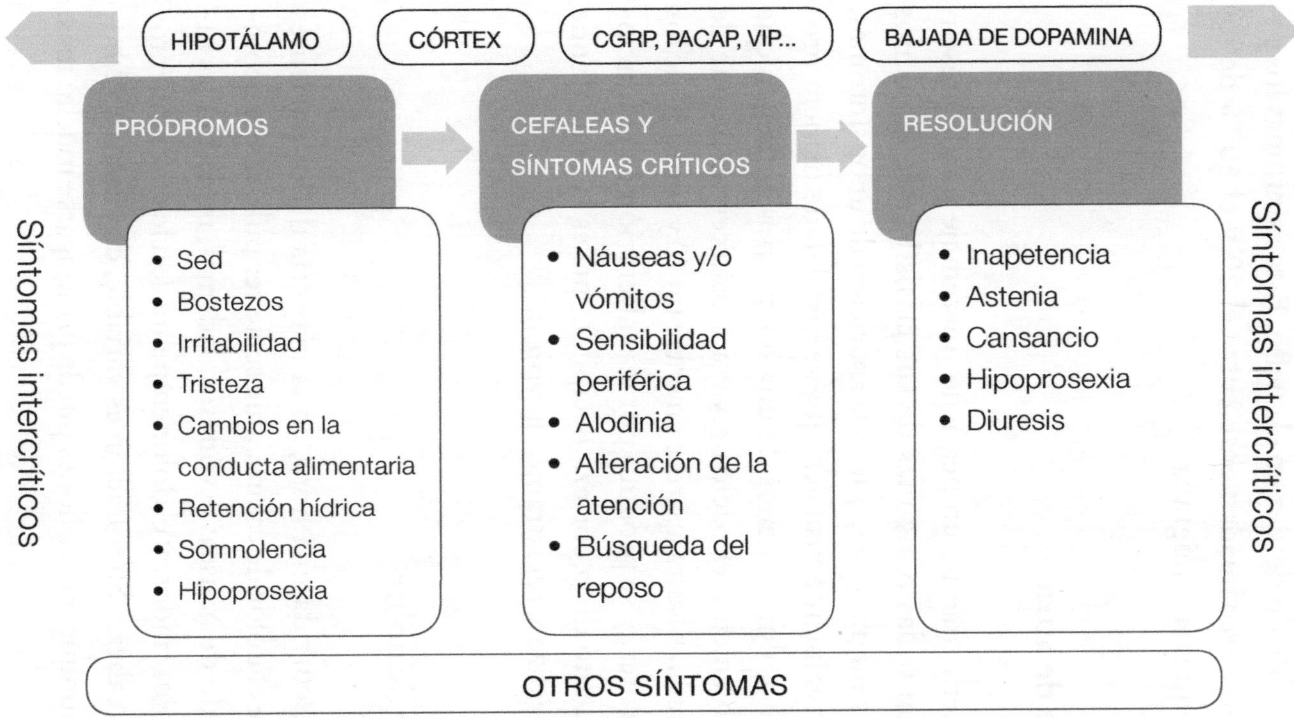

FIGURA 12. Fases de la migraña con las estructuras y neuropéptidos implicados.

sensación de rigidez en el cuello. Estos síntomas los padecen aproximadamente entre el 20 y el 60 % de los pacientes con migraña.

Fase de aura

Posteriormente, un pequeño porcentaje puede presentar en todas o algunas de sus crisis lo que llamamos «aura migrañosa», que es la aparición de unos síntomas, habitualmente visuales, que se instalan de manera progresiva, duran menos de una hora y nos anticipan que posiblemente el paciente vaya a padecer un ataque de migraña. El aura aparece en entre un 10 y un 30 % de los pacientes, y se produce por una alteración en el funcionamiento de la corteza occipital, que es la zona donde se localiza y registramos la visión.

Fase de dolor

Transcurrida una hora, en la mayoría de los pacientes surge el dolor de cabeza, que suele ser pulsátil e ir acompañado de náuseas y vómitos. Además, molestan las luces y los ruidos, y el dolor empeora con los movimientos de la cabeza. Su duración es variable, de cuatro a 72 horas, aunque en ocasiones puede prolongarse mucho más.

Fase posdrómica

Cuando desaparece el dolor de cabeza, comienza lo que llamamos el posdromo, también conocido como la «resaca de la migraña». Esta se caracteriza por una serie de síntomas (cuando la cabeza ya no duele), como la sensación de dificultad para concentrarse, cansancio y molestia con las luces y ruidos; remite progresivamente hasta que desaparece el dolor.

Aparte de los síntomas que tienen lugar durante la cefalea, los migrañosos también pueden sufrir otros fuera de ella, como episodios de vértigo y de alteración de la sensibilidad, hormigueos en los brazos o las piernas, o un fenómeno que aparece durante y después del dolor de cabeza y que denominamos «alodinia». Esta se produce cuando un paciente experimenta una percepción alterada del dolor ante estímulos que normalmente no son dolorosos, es decir, que aparece una respuesta de dolor cuando solo hay tacto ligero.

Como vemos, la migraña es mucho más compleja que un simple dolor de cabeza. Tiene una serie de síntomas que se instauran de manera progresiva y luego entra en una fase de resolución. Todos ellos pueden aparecer de manera independiente y ser también altamente incapacitantes.

7

Los síntomas premonitorios: sé que me va a doler

¿Qué son?

Aunque el elemento más importante y definitorio de la migraña es el dolor de cabeza, los pacientes migrañosos pueden padecer muchos síntomas que no son dolorosos. Dentro de ellos, destacan la fotofobia, la fonofobia, los síntomas posdrómicos —que ya hemos comentado y que explicaremos con más detalle— y los síntomas premonitorios. Estos aparecen antes del dolor de cabeza y, desde un punto de vista médico, nos pueden avisar de que el paciente va a sufrirlo. Quizá, en un futuro, puedan diseñarse fármacos que, si se toman en este momento, eviten que el paciente desarrolle después un dolor de cabeza asociado a la migraña. Por otro lado, conocer estos síntomas nos ayuda a entender por qué se produce la migraña. Los síntomas premonitorios aparecerán horas antes del dolor de cabeza y hay que distinguirlos de otro fenómeno distinto, lo que llamamos el «aura visual». El aura es un fenómeno de despolarización cortical en el que el paciente ve lucecitas, tiene alteraciones sensitivas o incluso problemas para hablar, y ocurre inmediatamente antes del ataque de dolor de cabeza. Sin embargo, los síntomas premonitorios suceden horas antes y no se dan en forma de un déficit neurológico, sino que son cambios en la atención, el patrón de alimentación o el sueño.

La detección de los síntomas prodrómicos podrá ayudarnos en el futuro para diseñar tratamientos que se puedan administrar antes de que el paciente padezca una crisis.

Otro elemento importante es que cuanto más próximos estén los síntomas premonitorios del ataque de migraña, más posibilidades hay de que lo predigan, de tal manera que, si ocurren seis horas antes, pueden predecir hasta el 70 % de los ataques de migraña. No obstante, si aparecen antes de las 24 horas, solamente lo predecirán en un 20 %.

Tipos de síntomas

Estos síntomas son muy variables: cansancio —uno de los más frecuentes—, hipersensibilidad a los ruidos o a los sonidos, sensación de mareo, pérdida de actividad o hiperactividad, bostezos, palidez, visión borrosa, hipersensibilidad cutánea al tacto, estreñimiento, cambio del patrón urinario, náuseas y sensación de rigidez en el cuello. Esta última es muy importante, dado que, como muchos pacientes tienen esa sensación antes de que les duela la cabeza, piensan que la migraña se produce por la afectación de las cervicales. Además, algunos se mostrarán de mal humor o tendrán sensación de hambre. Es especialmente interesante que muchos de ellos tienen una apetencia particular por dulces, de tal manera que toman chocolate y piensan que es ese el desencadenante del ataque de migraña, cuando realmente lo que está ocurriendo es que este síntoma prodrómico es un indicio de la migraña y, por lo tanto, toman chocolate porque van a tener un ataque. Este punto, que ha sido muy estudiado, es fundamental porque nos ayuda a entender la migraña y también a tomar decisiones a la hora de hacer alguna restricción alimentaria a los pacientes que la padecen. De manera menos habitual, se pueden dar alteraciones en el lenguaje o problemas en la concentración, en la lectura o en la escritura. Estos síntomas se han analizado en varias ocasiones mediante dispositivos que pueden reconocer este cambio en el lenguaje y predecir que el paciente va a tener un ataque.

La hipersensibilidad al sonido, cambios en la conducta alimentaria o cansancio son síntomas premonitorios muy frecuentes.

El hipotálamo

Muchos de los síntomas que estamos comentando nos conducen hacia una estructura concreta del cerebro: el hipotálamo.* Existen muchas evidencias en el momento actual de que, en algunos pacientes, podía ser el activador o el comienzo de los ataques de migraña, de tal manera que en el hipotálamo tendrían lugar influencias externas e internas y posteriormente se desarrollarían los síntomas premonitorios para que, en una fase posterior, aparezca propiamente el dolor de cabeza. Hoy en

* Desde hacía años pensábamos que el hipotálamo debía de desempeñar un papel primordial, pero recientemente se ha confirmado gracias a que se ha observado su activación antes de las crisis de la migraña, lo que justifica el patrón clínico que padecían los pacientes y algunos de los desencadenantes más comunes.

día se están investigando distintos dispositivos para reconocer los síntomas prodrómicos y, posiblemente, en un futuro se podrá aplicar un tratamiento al paciente con migraña para evitar que desarrolle las crisis.

8

El aura: las luces previas

¿Qué es el aura?

El aura, que significa «vientecillo anunciador», es un fenómeno interesante que solo padecen entre dos y tres de cada diez migrañosos. Se trata de una serie de síntomas que presentan los pacientes con migraña justo antes de que les duela la cabeza. Estos son muy variados y pueden asustar tanto al paciente como a los médicos.

Lo más habitual es que el aura se presente mediante síntomas visuales, de forma que el paciente percibe en ambos ojos una serie de lucecitas que crecen progresivamente en un campo visual, a la izquierda o a la derecha. El motivo de esto es que suele ser una afectación cortical del lado contrario al que se visualiza, porque, aunque nosotros entendemos que vemos con los ojos, realmente vemos a través de la corteza occipital; desde allí la visión del lado izquierdo de ambos ojos va a nuestro hemisferio derecho, y la visión del lado derecho, a nuestro hemisferio izquierdo, de tal manera que una alteración en la zona occipital afectará a la visión de ambos ojos.

Estos síntomas son positivos,* lo que quiere decir que habitualmente se trata de una sensación de deslumbramiento o unas lucecitas que crecen de manera progresiva, llegan a una zona de cénit y, progresivamente, mejoran. En la mayoría de los pacientes migrañosos estos síntomas tienen una corta duración y no suelen pasar de la hora —suelen durar entre veinte y treinta minutos—, y posteriormente el paciente se queda asintomático.** Es muy común que después de la aparición del aura los pacientes padezcan un ataque de migraña, y de ahí su nombre, vientecillo anunciador. Sin embargo, en ocasiones, y sobre todo en personas que han sido migrañosas con aura, a partir de la cuarentena puede que sufran el fenómeno del aura y posteriormente no padezcan un dolor de cabeza; esto es lo que llamamos «aura sin cefalea» o «aura sin migraña».***

* Llamamos «positivo» a la visión de luces, al deslumbramiento, ver zigzag, mientras que se considera «negativo» el perder la visión.

** Hay pacientes en los que el aura se puede prolongar durante días. Es importante estudiarlos para descartar otras patologías y tratarse de manera específica.

*** En estos casos, con frecuencia debemos hacer un estudio para descartar otras causas del fenómeno del aura.

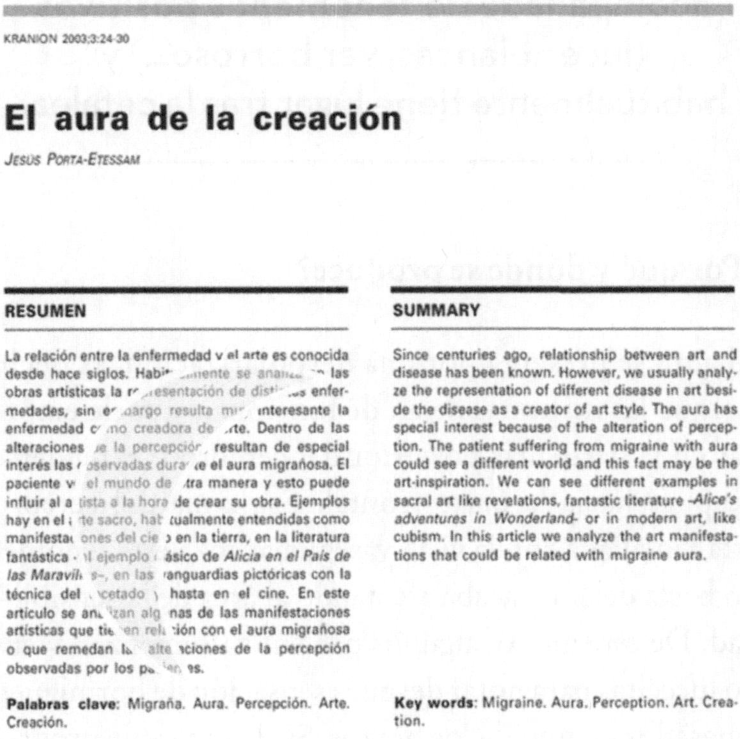

KRANION 2003;3:24-30

El aura de la creación

Jesús Porta-Etessam

RESUMEN

La relación entre la enfermedad y el arte es conocida desde hace siglos. Habi... se ana... las obras artísticas la r... de dis... enfermedades, sin e... resulta m... interesante la enfermedad c... de ...rte. Dentro de las alteraciones ... resultan de especial interés las ... el aura migrañosa. El paciente v... ...tra manera y esto puede influir al a... de crear su obra. Ejemplos hay en el ... hal... tualmente entendidas como manifesta... en la tierra, en la literatura fantástica ... ásico de *Alicia en el País de las Maravill...*, en las ...anguardias pictóricas con la técnica del ... hasta en el cine. En este artículo se an... nas de las manifestaciones artísticas que ti... ión con el aura migrañosa o que remedan l... ...ciones de la percepción observadas por los p... es.

Palabras clave: Migraña. Aura. Percepción. Arte. Creación.

SUMMARY

Since centuries ago, relationship between art and disease has been known. However, we usually analyze the representation of different disease in art beside the disease as a creator of art style. The aura has special interest because of the alteration of perception. The patient suffering from migraine with aura could see a different world and this fact may be the art-inspiration. We can see different examples in sacral art like revelations, fantastic literature *-Alice's adventures in Wonderland-* or in modern art, like cubism. In this article we analyze the art manifestations that could be related with migraine aura.

Key words: Migraine. Aura. Perception. Art. Creation.

FIGURA 13. Un ejemplo de aura visual.

En ocasiones hay que distinguir el aura de un ataque isquémico transitorio cerebral: el aura se instaura y cede de manera progresiva, suele venir acompañada de fenómenos positivos (luces blancas, ver borroso...) y habitualmente tiene lugar tras la cefalea.

¿Por qué y dónde se produce?

El aura se presenta por una despolarización, es decir, porque las neuronas dejan de funcionar, y suele empezar en la parte más posterior del cerebro y extenderse después hacia la parte frontal. Esa zona del cerebro está vinculada con la vista y, según avanza este fenómeno hacia delante, acaba afectando al área de la sensibilidad. De este modo, algunos pacientes comienzan viendo lucecitas para notar después sensación de hormigueo o pesadez en uno de los brazos. Si el aura sigue progresando hacia la zona delantera, puede afectar también al área motora, lo que provocará pérdida de fuerza, e incluso puede afectar a las áreas del lenguaje, lo que causará en el paciente dificultad para hablar o para entender lo que le dicen. Esta despolarización siempre es autolimitada; la persona que lo sufre posteriormente se recupera del todo. Como ya hemos comentado, de manera poco habitual, el aura puede aparecer de manera aislada —sin que haya dolor—, durante el dolor de cabeza, después del dolor o, incluso, durar más —lo que llamamos «aura prolongada»— y solaparse con el cuadro de dolor de cabeza del paciente con migraña.

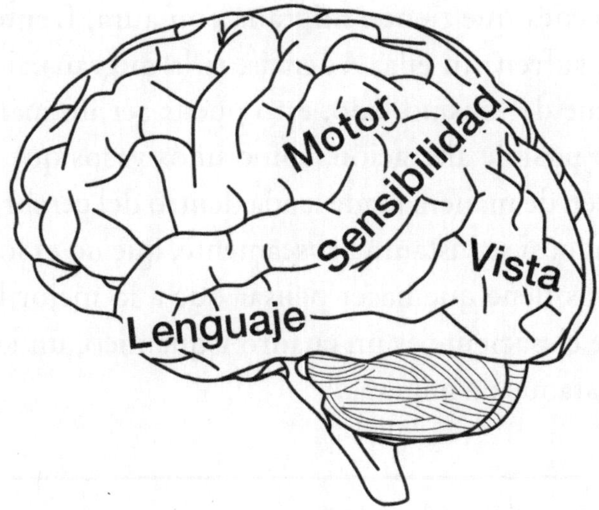

FIGURA 14. Progresión habitual de la onda de despolarización y expresión clínica del aura. *(Wikimedia Commons).*

Las auras son tan importantes que definen un tipo de migraña en concreto, la llamada «migraña con aura», para distinguirla de la «migraña sin aura». Como ya se ha mencionado, la migraña con aura aparece entre el 10 y el 30 % de los pacientes, mientras que la inmensa mayoría de los migrañosos no padecen este fenómeno. Esta tiene mucha relevancia; así, por ejemplo, es un factor de riesgo vascular, como también lo es la toma de anticonceptivos u otros factores de riesgo. De esta manera, se recetarán diferentes medicamentos a las mujeres jóvenes que tienen migraña con aura, frente a las que la sufren sin ella. Además, si la migraña siempre proviene del mismo lado, esto puede ser un marcador de una posible alteración, como unos vasos que se encuentren de manera inadecuada dentro del cerebro. Por otro lado, si se instaura bruscamente, que no es lo habitual, nos tiene que hacer pensar que a lo mejor lo que padece el paciente es un cuadro isquémico, un ictus, y no un ataque de migraña.

El aura no solo es un síntoma de la migraña, sino que debemos valorarla como un posible riesgo cerebrovascular, por lo que es necesario cuidar más otros factores.

Tipos

Se pueden distinguir varios tipos de auras. La típica es la que hemos comentado: una alteración visual de instauración progresiva que el paciente nota en ambos ojos en el mismo campo de visión, ya sea el izquierdo o el derecho. También se distingue la que llamamos «aura con sintomatología del troncoencéfalo», en la que el paciente, en lugar de sufrir alteraciones visuales, sufre mareos, vértigos o dificultad para andar o hablar. Otra categoría es el «aura retiniana», que se da cuando se percibe una alteración de la visión exclusivamente en uno de los ojos. Finalmente, encontramos la «migraña hemipléjica familiar», que es una enfermedad que tiene una herencia autosómica dominante, no poligénica, como la migraña.* En este caso, el paciente presenta episodios de pérdida de fuerza en un hemicuerpo —de ahí su nombre— y episodios de afasia. Es una enfermedad familiar, más grave que la migraña y con un tratamiento específico, que se debe habitualmente a tres mutaciones que producen alteraciones en el funcionamiento neuronal.

* La migraña hemipléjica familiar se debe habitualmente a la mutación de tres genes que se heredan autosómicos dominantes y el paciente presenta cuadros de pérdida de fuerza o alteración del lenguaje, Es importante reconocerlo porque el tratamiento y la evolución puede ser diferente a una migraña.

Aunque la migraña es algo autolimitado y los pacientes suelen recuperarse, puede ser un elemento que produzca discapacidad a quienes la padecen, por ejemplo, a la hora de conducir o en determinados trabajos, donde la fijación visual es fundamental. De ahí que, en ocasiones, los médicos pongamos tratamientos específicos para la migraña con aura o para el aura del paciente migrañoso.

La nieve visual

Los pacientes pueden padecer otros fenómenos visuales distintos a la migraña. Es lo que llamamos «nieve visual».* El 50 % de los enfermos que la tienen son migrañosos. Esta va a ser constante, es decir, no se da por episodios, y en ocasiones pueden desaparecer momentáneamente o mejorar. Estos pacientes experimentan la sensación de ver puntitos que se mueven de forma constante; presentan fotofobia; sufren un fenómeno denominado palinopsia, que consiste en ver una sombra detrás de los objetos que se están moviendo; tienen mayor dificultad para ver por la noche, y es posible que vean lucecitas de colores en su campo visual.

* Es un cuadro discapacitante que, en ocasiones, responde poco a los tratamientos habituales.

La nieve visual puede aparecer en pacientes no migrañosos, pero es más frecuente en los que la padecen.

La nieve visual no es una consecuencia de la migraña y su fisiopatología, es decir, el mecanismo por el que se produce es distinto. Parece estar más relacionada con una disfunción occipital continua que con una despolarización, como sucede en el caso del aura migrañosa.

9

La cefalea: el tormento

¿Por qué se produce el dolor de cabeza en la migraña?

El elemento más discapacitante, definitorio e importante de las crisis de migraña es el dolor de cabeza. Se trata de un dolor específico, lo que quiere decir que es reconocible y típico de esta entidad. Esto se debe al mecanismo por el que se produce, que habitualmente es la inflamación de las meninges y de sus vasos, lo que genera un dolor de cabeza muy característico, ya que, aunque la migraña puede ser opresiva, lo más típico es que sea pulsátil.* La pulsatilidad puede ser constante, aparecer durante la evolución del episodio, cuando el dolor de cabeza es más intenso, o exclusivamente cuando el paciente realiza ejercicios o movimientos de la cabeza de manera brusca. El dolor suele empeorar con la actividad, y este es uno de los

* Aunque la pulsatibilidad es muy típica y específica de la migraña, no está presente en todos los pacientes, en los que el dolor puede ser opresivo, por lo que su ausencia no excluye el diagnóstico.

datos más determinantes de la migraña. La mayoría de los pacientes buscan estar tranquilos y sin mover la cabeza. Así, algunos prefieren estar tumbados, otros, sentados y otros, de pie, pero evitar los movimientos bruscos generalmente va unido al padecimiento de la migraña.

Habitualmente el dolor de la migraña empeora con la actividad, por lo que el paciente busca estar inmóvil; sin embargo, en otras cefaleas, como la de racimos, el paciente tiene la necesidad de moverse.

Otro aspecto fundamental es la duración. En un adulto, el dolor de cabeza suele durar más de cuatro horas y menos de 72. En los niños es diferente, dado que este dolor puede durar menos de dos horas, y también varía en algunos pacientes que pueden tener crisis prolongadas que van más allá de las 72 horas.

La duración más corta y el cambio de patrón pueden hacer que no se diagnostique adecuadamente al niño que padece migraña.

La intensidad del dolor habitual es moderada o grave, de modo que normalmente los migrañosos la puntúan entre un siete y un nueve sobre diez. La localización más típica de las migrañas es hemicraneal, es decir, duele un lado de la cabeza, que suele cambiar dependiendo de la crisis, aunque casi la mitad de los pacientes padecen un dolor holocraneal, de toda la cabeza, u occipital, de la parte posterior. La instauración del dolor de cabeza es progresiva, va aumentando poco a poco hasta que alcanza su máxima intensidad; luego se estabiliza, y después mejora de manera gradual. Excepcionalmente el dolor puede aparecer de manera brusca. Si es así, debemos descartar otras patologías distintas al dolor propio de la migraña.

Excepcionalmente la migraña se instaura con brusquedad. En ocasiones, una persona puede tener esta sensación al despertar por la noche, pero en realidad es un modo de alertar cuando el dolor es ya intenso.

¿Por qué se produce el dolor?

El dolor se produce por la liberación de una serie de neuropéptidos, que son unas sustancias que se liberan directamente sobre las meninges y los vasos. De estos, el más conocido es el péptido relacionado con el gen de la calcitonina (CGRP).* Esta sustancia produce una inflamación de las zonas que hemos mencionado, lo que genera el dolor de cabeza típico de los migrañosos. Hoy en día existen unas defensas o anticuerpos dirigidos exclusivamente contra el CGRP que, bloqueando el neuropéptido o uniéndose al receptor, disminuyen el riesgo de que el paciente padezca dolor de cabeza. Otras sustancias que se liberan son el PACAP, el VIP y P; todas contribuyen en la producción del dolor de cabeza.** Posteriormente, las estructuras antinociceptivas, es decir, las que bloquean el dolor en el cerebro, y que se llaman núcleos de rafe y sustancia gris periacueductal, hacen que el dolor ceda y que el paciente mejore progresivamente.***

* El CGRP también participa en otras cefaleas, como la de racimos.

** Recientemente se han hecho ensayos contra otros neuropéptidos, pero solo han demostrado eficacia los dirigidos contra el CGRP.

*** En pacientes con migraña crónica (y en otros procesos con dolor crónico), se puede producir una disfunción en las estructuras antinociceptivas.

CGRP
PACAP
VIP
Sustancia P
Glutamato
Serotonina

TABLA 3. Neuropéptidos y neurotransmisores relacionados con el dolor de la migraña: CGRP, péptido relacionado con el gen de la calcitonina; PACAP, polipéptido activador del adenilato ciclasa de la pituitaria, y VIP, péptido intestinal vasoactivo.

Como comentamos, el dolor de cabeza de la persona con migraña es muy incapacitante por la intensidad, la duración y, especialmente, porque empeora con la actividad. Esto, unido a que es impredecible, hace que los pacientes estén muy limitados en su día a día, de tal manera que evitan tomar muchas veces decisiones ante el miedo de tener un ataque. Otro aspecto interesante es que progresivamente se activan distintos receptores en el cerebro, como el glutamato, un neurotransmisor llamado receptor NMDA. Una vez que se activa este receptor, que suele ocurrir de manera tardía en el ataque de migraña, la respuesta a los tratamientos habituales ante las crisis disminuye, así que es muy habitual que los neurólogos recomendemos a nuestros pacientes tomar la medicación lo antes posible para evitar que la migraña se haga refractaria al tratamiento de las crisis.

10

Síntomas acompañantes: todo me molesta

En el capítulo anterior hemos hablado de las características del dolor de cabeza del paciente migrañoso. Este dolor puede ser opresivo, pero lo más típico es que sea pulsátil. También puede ser holocraneal, es decir, que afecte a toda la cabeza, aunque también puede ser hemicraneal, que es más específico, y que generalmente empeore con la actividad. Además, durante el dolor de cabeza, en el pródromo e incluso en el posdromo, el paciente con migraña puede tener una serie de síntomas acompañantes que también son muy molestos.

Hipersensibilidad: fotofobia

El primero de estos síntomas es la hipersensibilidad a los estímulos externos. Esto quiere decir que el umbral perceptivo del paciente migrañoso baja y todos los estímulos sensitivos externos pueden ser molestos. El más frecuente e importante es la fotofobia, por lo que, du-

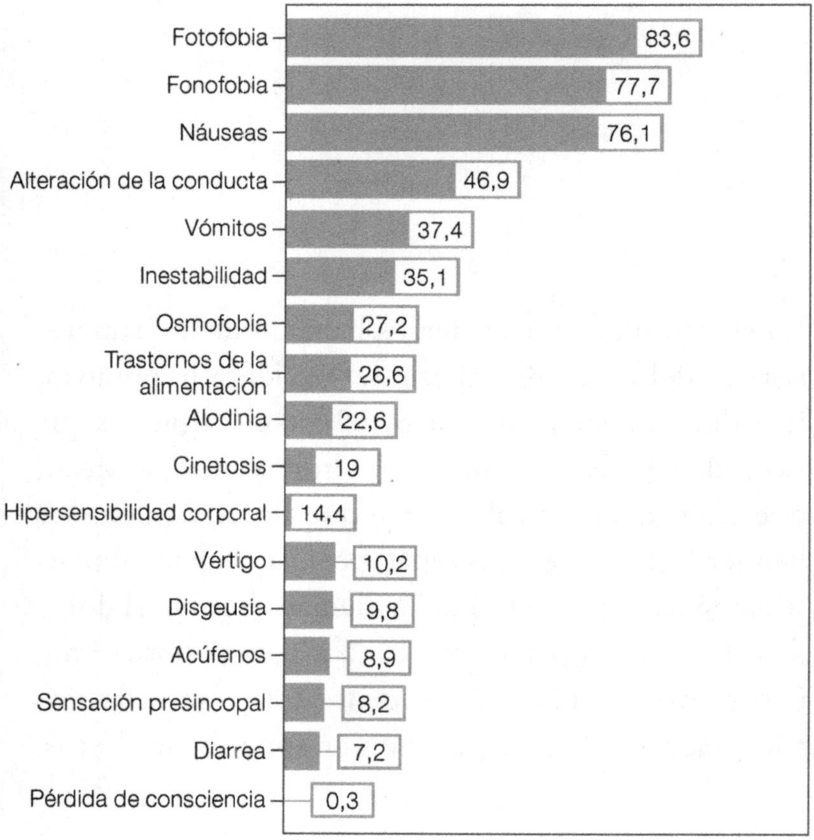

FIGURA 15. Frecuencia de los síntomas asociados a la migraña.

rante los ataques de migraña, a los pacientes les molestan especialmente las luces, de modo que intentarán evitar cualquier estímulo lumínico y buscarán meterse en un cuarto a oscuras. En ocasiones, el paciente hace uso de gafas de sol o emplea filtros en el ordenador para evitar que esta fotofobia lo moleste.

La fotofobia es un síntoma muy frecuente, específico y molesto de la migraña y puede aparecer incluso fuera de las crisis.

Un aspecto interesante es que los pacientes con migraña episódica de alta frecuencia o con migraña crónica puedan padecer fotofobia fuera de las crisis de migraña, lo que les obligará a utilizar gafas de sol prácticamente durante todo el día. Las luces del atardecer, las luces intensas o muchos de los fluorescentes son factores de fotofobia. Esta aparece vehiculizada por un neuropéptido muy importante en la migraña que se llama CGRP que, como ya hemos comentado en el capítulo anterior, también es importante en la aparición del dolor de cabeza.*

* Péptido relacionado con el gen de la calcitonina, juega un

Hipersensibilidad: fonofobia

También es muy habitual entre los migrañosos la aparición de fonofobia. De este modo, los pacientes se muestran más sensibles a los estímulos sonoros del entorno, por lo que intentarán estar aislados de los ruidos. En un estudio realizado recientemente por nuestro equipo de investigación, vimos que incluso algunos tipos de música pueden empeorar la migraña, de tal manera que el paciente evita este tipo de estímulos durante los ataques. La fonofobia está también relacionada con la liberación del CGRP, aunque es menos característica de la migraña que la aparición de la fotofobia, dado que la vemos también en otros dolores de cabeza.

Hipersensibilidad: osmofobia

Con menor frecuencia, en un 54 % de los casos, según un estudio que publicamos nosotros hace unos años, los pacientes sufren osmofobia; esto quiere decir que les molestan los olores. Esta circunstancia, aunque es menos habitual, es muy específica. Así, si un paciente tiene un ataque de cefalea que cursa por episodios autolimitados y presenta osmofobia, la probabilidad de que sea

---

papel importante en la migraña, pero no es el único elemento implicado.

una migraña es relativamente alta.* Sin embargo, aunque no presente este síntoma, también puede padecerla, dado que prácticamente el 48 % de los afectados no lo experimentan durante sus crisis. Esta hipersensibilidad está tan marcada que muchos de nuestros pacientes nos dicen que son capaces de reconocer incluso el olor a tabaco de una colilla pegada en un zapato. Al igual que la fotofobia, la osmofobia es un síntoma que puede perdurar fuera de las crisis de migraña y ser una dolencia independiente de los pacientes.

Hipersensibilidad: otros síntomas

Otros síntomas menos frecuentes son la cinetofobia, esto es, el miedo al movimiento por la posibilidad de marearse.** Desde hace tiempo ya se conoce que los pacientes migrañosos de menor edad —e incluso algunos adultos— la padecen más que el resto de la población. Esto se acrecienta todavía más durante los ataques, de tal manera que la mayoría de los enfermos intentan evitar los desplazamientos en la medida de lo posible.

* Es tan específico que probablemente una cefalea que cursa por episodios y presenta osmofobia se trate de una migraña.

** La relación entre la migraña y el sistema vestibular es muy interesante, y el paciente no solo presenta cinetofobia, sino que tiene mayor riesgo de sufrir mareo y vértigo en las crisis e incluso fuera de ellas.

La presencia de alodinia puede ser un dato clínico interesante ante el riesgo de cronificación de la migraña o para que algunos tratamientos respondan positivamente a las crisis.

La hipersensibilidad cutánea es otra señal, y se suele presentar de dos maneras distintas: cuando se toca al paciente o mediante un fenómeno muy importante al que llamamos alodinia, que es la percepción de un estímulo como doloroso cuando no lo es. La aparición de este síntoma nos indica la evolución de la migraña y, con el tiempo, la disminución de la respuesta al tratamiento de las crisis.

Síntomas acompañantes no sensitivos

Además de todos estos síntomas sensitivos, es muy común que el paciente con migraña padezca náuseas. Estas son frecuentes, pues aparecen casi en un 60 % de los casos, aunque la inmensa mayoría de los pacientes migrañosos tendrá mal cuerpo. Si se incrementan mucho las náuseas, también pueden aparecer vómitos. Este aspecto, que es extremadamente relevante, a veces es un modificador del tratamiento. Por ello, si el paciente tiene vómitos precoces, nunca le pondremos un tratamiento por vía oral, sino que intentaremos ponérselo por vía subcutánea o intranasal para baipasear el estómago y que le haga efecto lo antes posible, dado que, si toma el tratamiento vía oral y vomita, este no va a ser eficaz para sus ataques de migraña y quizá, cuando le haga efecto, sea demasiado tarde y la respuesta no sea la deseada. En ocasiones, los vómitos son un elemento muy incapacitante para el paciente migrañoso y lo debemos tratar de manera independiente.

11

El posdromo: «la resaca»

¿Qué es?

Una vez que el dolor de cabeza ha cedido, con frecuencia, el paciente no tiene un día cristalino y presenta algunos síntomas.* Algunos síntomas después de un ataque de migraña son el cansancio o la euforia. Las personas se notan distintas, lo que estas suelen llamar «la resaca» y los médicos denominan «síntomas posdrómicos». El dolor de cabeza desaparece y, en su lugar, se presentan una serie de señales que el paciente interpreta como una disfunción cerebral, que no le permiten hacer una vida completamente normal. Muchos de los migrañosos relacionan los síntomas con los similares a una resaca por alcohol.

* Los días cristalinos tienen mucho valor, y son aquellos en los que el paciente con migraña no presenta ningún síntoma asociado a esta.

Los posdromos son muy variables entre pacientes e incluso entre las crisis, pero un tratamiento precoz de la migraña puede aminorarlos.

Llamamos posdromo a los síntomas que aparecen una vez que ha cedido el dolor de cabeza, las náuseas y los vómitos del paciente migrañoso, y que pueden perdurar hasta unos días más tarde, aunque lo más habitual es que se resuelvan en las primeras 24 horas tras el ataque. Estas manifestaciones van desde sensación de cansancio, pesadez, rigidez de cuello, dificultad en la concentración o niebla mental hasta problemas digestivos, como mal cuerpo o sensación de hambre. También aparecen cambios en el estado de ánimo. Se puede estar eufórico o todo lo contrario: cansado y apático. Otros síntomas que forman parte del ataque de migraña son la fotofobia, la fonofobia o la osmofobia, que harán que los pacientes la reconozcan como un día no cristalino, del inglés *crystal-clear day*, es decir, días en los que la mente está totalmente despejada. Sin embargo, otros pacientes pueden sentirse eufóricos y más activos. Los posdromos pueden variar incluso en una misma persona, dependiendo de los ataques que tenga.

Síntomas cognitivos	Cambios en el ánimo, problemas de sueño, dificultad en la concentración.
Síntomas sistémicos	Necesidad de orinar con frecuencia, sensación de saturación.
Síntomas digestivos	Cambios en el ritmo intestinal, molestias gástricas, meteorismo.
Síntomas sensitivos	Hormigueo, alodinia, foto y sonofobia.

TABLA 4. Síntomas posdrómicos más frecuentes.

Métodos para evitar los síntomas posdrómicos

En esta fase no tiene sentido tomar los tratamientos habituales para las crisis de migraña, como los antiinflamatorios o los triptanes, que comentaremos en capítulos posteriores. Dependiendo del paciente, las acciones que se llevarán a cabo para que mejoren los síntomas posdrómicos son distintas; por ejemplo, en personas que no abusen de la cafeína y en las que esta no sea uno de los desencadenantes de su dolor de cabeza, tomar un café o alguna sustancia rica en cafeína puede ser útil para que vayan desapareciendo estos síntomas. En otras, el descanso habitual puede ser suficiente para experimentar una mejoría. La mayoría de los pacientes deberán evitar el ejercicio físico o las situaciones especialmente estresantes. Tanto el frío como el calor, dependiendo de la persona, puede ser útil si se aplica en la cabeza o ingerido.

El pródromo disminuye el rendimiento del paciente. Es importante ver si es frecuente y duradero y, posiblemente, mejorar el tratamiento de las crisis teniendo en cuenta el pródromo.

Porqué aparece el posdromo

Es muy importante que el paciente migrañoso no se sienta culpable por estar padeciendo la resaca o el síntoma posdrómico y trate de tranquilizarse lo máximo posible, buscando un ambiente relajado para que se le pase progresivamente. El motivo por el que surgen estos síntomas posdrómicos es la pérdida temporal de un neurotransmisor, la dopamina. Por eso la recuperación suele aparecer en las 24 horas posteriores al ataque de migraña. Sin embargo, algunos de los fármacos que utilizamos para tratarla podrían prolongar en algunos enfermos dichos síntomas.

12

Los factores precipitantes: ¿qué puedo y no puedo hacer?

¿Qué son los factores precipitantes?

Existen distintas circunstancias que pueden provocar ataques de migraña, tanto externos (ambientales, toma de fármacos...) como internos (cambios de ánimo, ciclo menstrual...). Es importante indicar que estos factores son desencadenantes de las crisis, pero no el origen de la migraña. Esta apreciación resulta muy relevante con respecto a los cambios del estado de ánimo,* ya que, por ejemplo, el estrés no es el causante de la migraña, sino simplemente un detonante, dado que es una enfermedad neurológica que puede aparecer de manera espontánea o secundaria, debido a ciertos estímulos externos o internos.

* De manera incorrecta se considera que la migraña es la consecuencia de un cuadro depresivo o de ansiedad.

Los desencadenantes no son la causa de la migraña, sino un factor facilitador de las crisis. La migraña es una enfermedad neurológica.

Los desencadenantes de la migraña son individuales, esto quiere decir que cada paciente tiene los suyos propios y no se pueden generalizar. Además, son muy variados y pueden evolucionar en un mismo paciente, de tal manera que un mismo factor puede desencadenar migrañas en una época de la vida y en otra quizá no, o puede mejorar con los tratamientos preventivos que recetamos. Estos factores son habitualmente hormonales, emocionales, físicos, alimenticios, del entorno o médicos. En ocasiones, el paciente sabe perfectamente cuáles son las circunstancias que provocan sus ataques de migraña, mientras que en otros le pediremos al enfermo que escriba un diario y apunte qué elementos son los que lo desencadenan. Dentro de estos factores, existen algunos que son modificables, como, por ejemplo, el ejercicio físico extenuado, y otros que no se pueden modificar de manera sencilla, como los cambios hormonales o del tiempo atmosférico.

- Hormonales
- Emocionales
- Físicos
- Alimenticios
- Medicamentos

TABLA 5. Desencadenantes más habituales.

También es esencial distinguir lo que realmente es un desencadenante de la migraña de lo que es un síntoma premonitorio. Como hemos comentado en el capítulo específico, hay síntomas previos que son propios de la migraña, como la apetencia por dulces, lo que hace que el paciente tome este tipo de comida y la relacione con el dolor de cabeza, cuando realmente es la migraña la que le ha hecho tomarlos.

Es importante distinguir entre desencadenantes y síntomas premonitorios.

Desencadenantes hormonales

Uno de los desencadenantes más importantes son los cambios hormonales en la mujer. Es muy usual que en los días previos o durante la regla la paciente sufra un ataque de migraña. Esto se debe a la variación en los niveles de estrógenos, que descienden justo antes de la menstruación. Se trata de un elemento precipitante de la migraña y, además, con frecuencia estas crisis son especialmente refractarias al tratamiento médico. Por este motivo, en ocasiones, tenemos que mandar una medicación para las crisis que suceden fuera del periodo de la regla y otra más potente para las que se dan en esos días. Incluso hay un pequeño porcentaje de mujeres que exclusivamente tienen dolor de cabeza coincidiendo con los cambios hormonales propios de la regla; a esto lo llamamos «migraña menstrual pura».* Si el dolor de cabeza viene provocado por dichos cambios hormonales, suele aparecer entre los dos días antes y los dos días después de la regla. Cuando la paciente migrañosa tiene otros tipos de crisis, pero la migraña también se desencadena con la regla, lo llamamos «migraña relacionada con el ciclo menstrual».

Algunas mujeres también pueden tener dolor de cabeza coincidiendo con el tiempo teórico de la ovulación, y los cambios hormonales y exógenos, como la toma de anticonceptivos, pueden empeorar o modificar las crisis de migraña, especialmente si estos son de estrógenos.

* Este tipo de crisis pueden ser muy refractarias al tratamiento.

En el embarazo, como se produce una normalización en el ciclo hormonal de la mujer, lo normal es que la migraña mejore claramente, aunque por desgracia hay un pequeño grupo de pacientes que pueden presentar dolor de cabeza durante la gestación, e incluso en un reducido porcentaje se produce el debut de la migraña. Sin embargo, lo más habitual es que las migrañas mejoren, y si mantienen la lactancia, como seguirán bloqueando el eje hipotálamo-hipofisario,* continuarán sin tener los ciclos menstruales y continuarán con esta mejoría. En el momento en que se restaura el ciclo menstrual, ya sea de manera espontánea o tras la supresión de la lactancia, la mayoría de las pacientes con migraña vuelven a la situación previa.

En el periodo de la perimenopausia, donde se producen fluctuaciones hormonales, lo más habitual es que la paciente migrañosa empeore y, posteriormente, en la época de la posmenopausia, un porcentaje importante —entre el 50 % y el 60 %— mejore. Sin embargo, algunas mujeres con migraña de alta frecuencia o migraña crónica empeoran, o, de manera excepcional, pueden empezar a sufrir crisis de migraña durante el periodo de la posmenopausia.**

* El hipotálamo-hipofisario regula la secreción de prolactina y oxitocina durante la lactancia y evita los ciclos hormonales y la variación en el nivel de estrógenos.

** Aunque hay casos que empeoran con la edad la prevalen-

Desencadenantes emocionales

Dentro de los desencadenantes emocionales, tenemos el estrés, la ansiedad, la tensión, los estados de shock, la depresión y los periodos de especial excitación. Lo más común es que el ataque de migraña se produzca después de que la persona se relaje tras un periodo de estrés. Así, algunos pacientes que durante el día a día hacen vida normal, al llegar el fin de semana se relajan después del estrés del trabajo y es entonces cuando sufren ataques de migraña. A este fenómeno lo llamamos «migraña de fin de semana».

Aunque el estrés es un desencadenante, lo habitual es que la migraña aparezca cuando nos relajamos después del estrés.

Desencadenantes fisiológicos

Distinguimos varios factores fisiológicos, como el cansancio, que es un elemento precipitante clásico. Es

cia de la migraña baja, en un estudio que realizamos en personas mayores de 65 años (NEDICES) la prevalencia de la migraña estaba por debajo del 2 %.

fundamental disfrutar de un sueño adecuado, por lo que intentaremos regular el sueño de estos pacientes, ya sea porque no duermen lo suficiente o porque el sueño no sea reparador. Los turnos o las guardias alteran el sueño y también pueden ser un desencadenante clásico de la migraña.* Asimismo, los aspectos posturales y los trabajos que obligan a tener posturas inadecuadas y que causan dolor de cuello y de hombros provocan ataques.

Otros factores precipitantes son la hipoglucemia o el ayuno, de tal manera que hay pacientes que necesitan comer algo al mediodía, como una barrita de cereales, para evitar el ataque de migraña; el ejercicio excesivo cuando la persona no está habituada, y también las alteraciones como el *jet lag,* los cambios de ciclo o los viajes pueden también producir ataques.

Desencadenantes ambientales

En cuanto a los factores ambientales, destacan las luces intensas, especialmente las luces de otoño y primavera, que a algunos pacientes les pueden provocar el dolor de cabeza. Para ciertos enfermos las pantallas también son un desencadenante y, en ocasiones, se les

* Los cambios de turno o las guardias pueden ser un factor que aumente la frecuencia de la migraña.

prescriben unas gafas especiales para prevenir el dolor.

Otras causas que originan la migraña son los lugares contaminados o con humo, incluido el del tabaco; los ruidos intensos, aunque es menos habitual, y los olores fuertes. De hecho, hay pacientes que, por ejemplo, no pasan por la sección de perfumería de una tienda o intentan evitar las gasolineras por los olores fuertes, ya que les pueden ocasionar una crisis. También son relevantes como elementos precipitantes los cambios climáticos, de presión atmosférica y de humedad, los climas especialmente fríos y las tormentas.

Desencadenantes alimenticios

Por último, cabe comentar que los desencadenantes ligados a la alimentación afectan solamente a menos de un 20 % de los pacientes migrañosos, de tal manera que no tiene sentido que el paciente haga una dieta estricta. Lo más importante es el ritmo: el paciente tiene que evitar tener un patrón caótico de alimentación y debe tener sus horarios de desayuno, comida y cena bien estructurados. Por lo tanto, es importante evitar las fases de hipoglucemia y la deshidratación.

Los desencadenantes de la alimentación son muy individuales y no presentan relación con ningún problema digestivo. Cada paciente tiene unos desencadenantes alimenticios propios, y solo se plantea la supresión de los que las producen.

Aunque el café puede ser positivo para el tratamiento de las crisis, si se consume en exceso, puede producir una privación de cafeína y desencadenar un ataque de migraña.* Algunos alimentos son factores precipitantes para ciertos pacientes (diferentes alimentos según los pacientes) como, por ejemplo, los cítricos, los frutos secos, los lácteos, los ahumados, los embutidos, los conservantes, el tomate, las carnes maceradas y aquellos productos que tengan altos niveles de tiramina, bien porque se les haya añadido, bien porque hayan tenido un proceso de conservación irregular.

Por último, el alcohol es un factor con una cefalea propia que se conoce como resaca, pero también puede

* La privación de café, juntamente con el cambio de ritmo y una fase de relajamiento después de otra de estrés, es una de las causas de la migraña del fin de semana.

provocar una crisis de migraña. Cualquier tipo de alcohol puede desencadenar un ataque en un paciente migrañoso, por lo que la mayoría de los enfermos evitan su consumo. Entre los destilados y los fermentados, la cerveza produce dolor de cabeza con menor frecuencia que los vinos, y dentro de estos últimos es más frecuente que la crisis venga provocada por el vino blanco que por el tinto. Pero esto es tan específico que puede depender incluso de la uva con la que se haya hecho el caldo o de la denominación de origen, de forma que hay pacientes que pueden tener ataques de migraña si toman un garnacha y, sin embargo, no los sufren si toman un tempranillo. Si el paciente disfruta especialmente tomando vino y no lo toma en exceso, podemos hacer un diario para saber qué tipos puede consumir y así evitar la restricción absoluta de la bebida.

Como vemos, los desencadenantes son muy variados e individualizados y, por lo tanto, tenemos que hacer un registro concreto y evitar tomar medidas generales para todos los enfermos, puesto que es algo absolutamente personalizado.

13

Si tengo migraña, ¿tengo más riesgo de padecer otras enfermedades?

Los pacientes migrañosos tienen un mayor riesgo de padecer otras enfermedades; esto es lo que en medicina se conoce como «comorbilidad», es decir, cuando dos o más enfermedades se asocian con una probabilidad mayor que la estadística. Dentro de las comorbilidades son especialmente importantes las psiquiátricas, ya que los pacientes con migraña episódica, con menos de catorce días al mes de cefalea, tienen una probabilidad del 20 % de padecer depresión, mientras que en el caso de los pacientes con la variante crónica, que sufren más de quince días al mes de dolor de cabeza, esta oscila entre el 30 y el 50 %. Desde el punto de vista médico, esta relación es fundamental para saber qué es lo que realmente le está pasando al paciente.

- Psiquiátricas
- Dolor crónico
- Cerebrovasculares
- Vértigo
- Respiratorias
- Epilepsia
- Otras

Tabla 6. Comorbilidades asociadas a la migraña.

Migraña y depresión

En muchos enfermos, por el hecho de ser migrañosos, el riesgo de padecer un cuadro depresivo aumenta de dos a tres veces en comparación con cualquier otra persona que no tenga esta patología. En estas situaciones, es importante ponerles un tratamiento adecuado para mejorar el ánimo, además de tratar la migraña de la mejor manera posible.

Otro grupo de pacientes sufrirá depresión debido a la discapacidad que le produce la migraña. Al igual que cualquier otra patología incapacitante, esta hará que los pacientes tengan el ánimo más bajo por la dificultad para llevar una vida normal y por la incomprensión social que sufren. Durante el ataque de migraña se sienten desanimados, pero cuando se les pasa vuelven a la normalidad. A estos pacientes los reconoceremos porque, fuera de los ataques de migraña, hacen una vida completamente normal y se sienten bien. Sin embargo, en cuanto empieza el dolor de cabeza, incluso en los pródromos, notan que su estado anímico decae y se sienten deprimidos.

La asociación entre migraña y depresión puede deberse a distintas situaciones y cada una tiene una aproximación diferencial.

También hay que tener especial cuidado con los tratamientos que ponemos habitualmente a nuestros enfermos, porque algunos pueden causar este desánimo.* Por ejemplo, la flunarizina, que es un fármaco utilizado especialmente en nuestro país, puede producir cuadros de depresión y, de hecho, es una de sus contraindicaciones. Otros fármacos, como el topiramato o la zonisamida, pueden generar estos síntomas de manera excepcional.

Esta relación es además bidireccional, y los pacien-

* Si el ánimo bajo aparece al introducir un nuevo tratamiento, debemos valorar la posibilidad de que esté relacionado con él.

tes con depresión también presentan un riesgo dos veces mayor de padecer depresión.

Migraña y ansiedad

La ansiedad es otro de los cuadros que se da con frecuencia en los pacientes migrañosos; las tasas pueden variar desde un 30 hasta un 80 %, dependiendo de la manera que tengamos de diagnosticarla. Y aquí tenemos dos situaciones: la primera implica un trastorno de ansiedad generalizado, y la segunda, la ansiedad anticipatoria, el miedo a tener una crisis. Cuando estamos ante un trastorno de ansiedad generalizado, lo debemos tratar como tal e independientemente de la migraña. Si el paciente tiene ansiedad anticipatoria, notará que, por el miedo a tener una crisis que le pueda limitar en su vida —dado que la mayoría de las veces son impredecibles—, tomará la medicación y sentirá ansiedad. Aquí son fundamentales las técnicas de biofeedback o psicoterapia, para conseguir que el paciente no tenga esta predisposición a tener ansiedad antes de realizar cualquier actividad, puesto que esto puede llevar a un consumo excesivo del tratamiento para las crisis.* Además, los pacientes con migraña tienen mayor probabili-

* No existe una técnica concreta, elegimos para cada paciente la técnica más adecuada.

dad de desarrollar crisis de pánico y de padecer alteraciones de la atención.

Migraña y otras patologías

Por otro lado, se ha observado también que los pacientes con migraña presentan un mayor riesgo de padecer patologías como el asma. Esto es importante porque hay tratamientos preventivos, como pueden ser los betabloqueantes, que están contraindicados en los asmáticos. Además, hay otros trastornos más frecuentes en los migrañosos: disfuncionantes, como rinitis alérgica o el síndrome del intestino irritable; trastornos de la esfera urinaria, como la vejiga hiperactiva; la patología pulmonar obstructiva; enfermedades intestinales, como la enfermedad de Crohn; cuadros como la fatiga crónica y la fibromialgia, y los trastornos del sueño. De hecho, los pacientes con migraña tienen mayor probabilidad de sufrir el síndrome de piernas inquietas, lo cual genera una afectación bilateral: el paciente duerme peor por las noches y eso hace que le duela la cabeza con más frecuencia, de ahí que su diagnóstico y un tratamiento adecuado sean fundamentales para conseguir mejorar la migraña del enfermo.

Algunas de las patologías comórbidas son importantes a la hora de diseñar un tratamiento para la migraña.

Otros trastornos del sueño, como el insomnio, son muy frecuentes en el migrañoso, lo que provoca una tríada fundamental: el trastorno depresivo, que empeora la migraña y produce alteraciones del sueño (sueño fraccionado); la migraña, que hace que el enfermo tenga mayor predisposición a padecer depresión y a tener insomnio de conciliación, y por último, el insomnio, que empeora la depresión y la migraña. Por todo ello es importante analizar adecuadamente lo que padece el paciente y buscar un tratamiento integral para cada uno de los síntomas.

Migraña y dolor

En cuanto a los cuadros de dolor, es importante reconocer que el paciente migrañoso puede desarrollar un síndrome miofascial craneal:* un dolor craneal conti-

* Cuando exploramos al paciente con migraña, tocamos los músculos; en ocasiones, el paciente puede notar dolor en una zona

nuo, normalmente a los lados de la cabeza, es decir, en los temporales. Puede diagnosticarse mediante la palpación de los músculos craneales. Por un lado, la migraña puede inducir el síndrome miofascial, y por otro, el síndrome miofascial puede hacer que la migraña se dé con más frecuencia. Por estos motivos, habitualmente tenemos que tratar este síndrome con punción seca o aplicando un poquito de anestesia para que el paciente mejore.

Otro cuadro de dolor que suele estar asociado a la migraña es la disfunción de la articulación temperomandibular o el bruxismo nocturno. Distintos estudios afirman que afecta a entre un 30 y un 40 % de los pacientes con migraña. Esto hace que estos aprieten los dientes por la noche, lo cual les suele producir un dolor en los músculos maseteros (zona de la mandíbula) y en los músculos temporales (zona temporal), que puede empeorar la migraña —e incluso a veces desencadenarla— y se caracteriza por ser, fundamentalmente, un dolor matutino. Es primordial hacer una exploración adecuada para diagnosticarlo y poner un tratamiento específico al paciente que lo padece.*

---

diferente a la que estamos palpando. Esta circunstancia es importante en algunos pacientes.

* Es posible que algunos pacientes necesiten un tratamiento para la migraña y, de manera independiente, otro para el bruxismo.

Otros cuadros con dolor crónico, como la fibromialgia, se presentan con más frecuencia en los pacientes con migraña, especialmente en las formas crónicas. La disfunción de algunas estructuras cerebrales reguladoras del dolor podría explicar esta relación.*

Migraña y trastornos neurológicos

Dentro de otros trastornos neurológicos, los pacientes con migraña presentan un mayor riesgo de padecer vértigo, lo que se conoce como «vértigo recurrente asociado a la migraña» o «migraña vestibular». De este modo, estas personas sufrirán estos episodios fuera de las propias crisis de migraña y pueden llegar a ser tan incapacitantes como esta misma. Generalmente, se caracterizan por una inestabilidad muy marcada y la sensación de que los objetos giran, que llega a durar varios días y puede responder tanto al tratamiento de las crisis como a la medicación preventiva de la migraña.** Es absolutamente crucial hacer un diagnóstico adecuado para mejorar la calidad de vida del paciente.

También se ha observado que los pacientes con mi-

* Especialmente las antinociceptivas (que hacen que ceda el dolor), núcleos del rafe y sustancia gris periacueductal.

** En ocasiones, el vértigo es el síntoma más discapacitante del paciente con migraña.

graña tienen mayor probabilidad de padecer síncopes, es decir, bajadas de tensión con pérdida de conocimiento asociada. Esto es importante y se debe instruir al paciente para evitar su aparición. Otra patología es el ictus.* Aunque el riesgo solo aumenta discretamente en los pacientes con migraña, debemos tener en cuenta que las mujeres menores de 45 años con migraña con aura deberían intentar evitar los factores de riesgo vascular y la toma de anticonceptivos de estrógenos, dado que podría aumentar ligeramente las probabilidades de padecer esta enfermedad tan incapacitante.

En este capítulo hemos podido ver que la migraña es mucho más que un dolor de cabeza en sus manifestaciones y que, además, puede ir asociada a ciertas enfermedades que debemos tratar de manera independiente y necesaria, porque pueden empeorar la migraña que sufre el paciente.

* El ictus es una enfermedad cerebrovascular muy grave, la primera causa de discapacidad adquirida en los adultos y la primera causa de fallecimiento en mujeres.

14

Migraña crónica: marco más de la mitad de los días de mi calendario

Como hemos comentado previamente, según la frecuencia, dividimos la migraña en episódica, que supone catorce o menos días al mes de dolor de cabeza, y migraña crónica, en la que el paciente sufre dolor de cabeza quince días o más al mes, de los cuales cinco cumplen criterios de migraña, y ha permanecido en esta situación por lo menos durante tres meses. Es un cuadro realmente incapacitante, dado que el paciente presenta dolor casi a diario. Es más, muchos de los enfermos, incluso los días que no presentan dolor de cabeza, no tienen días cristalinos, es decir, notan una niebla mental y no tienen un rendimiento perfecto. Si la migraña afecta al 12 % de la población, la migraña crónica lo hace del 3 al 5 % y, aproximadamente, cada año el 3 % de los pacientes migrañosos pasan a padecer migraña crónica.* Es absolutamente fundamental intentar evitar este

* Es fundamental evitar la cronificación de la migraña, dado que esta situación requiere una aproximación más compleja que la

paso de migraña episódica a crónica, dado que esta última es mucho más incapacitante y asocia más comorbilidades. Además, desde el punto de vista terapéutico, es mucho más complejo tratar a un paciente con migraña crónica.

La migraña crónica es un cuadro altamente discapacitante en el que el paciente padece cefalea más de la mitad de los días del mes.

Tenemos que sospechar que la migraña se cronifica cuando el número de días con dolor de cabeza al mes aumenta de manera progresiva o, en ocasiones, pasa de durar de 12 a 24-72 horas. Otro aspecto que pueden notar los pacientes es que, entre las crisis de migraña, aparece un dolor de cabeza; esta cefalea intercrítica es síntoma de los cambios que están ocurriendo en el cerebro del migrañoso. En otras situaciones puede haber una falta de respuesta al tratamiento, lo que provoca que las crisis se prolonguen más en el tiempo. Todos estos datos nos tienen que hacer pensar que la migraña del paciente se está cronificando.

---

migraña episódica; además asocia más comorbilidad.

Factores que hacen que la migraña se cronifique

Algunos medicamentos pueden hacer que la migraña aumente su frecuencia, por ejemplo, los anticonceptivos de estrógenos; los opiáceos, bien con indicación de la migraña, bien con otra indicación; el uso de analgésicos simples, como el paracetamol, o la toma de barbitúricos, que afortunadamente es muy poco frecuente en nuestro país.

Hay distintos factores de cronificación que debemos conocer y evitar en los pacientes con migraña.

Otros factores facilitadores de la cronificación son la obesidad y el sobrepeso; los trastornos del sueño, especialmente la apnea del sueño; la depresión y la ansiedad, que son comorbilidades frecuentes en la migraña crónica y la migraña episódica; los cambios del patrón de sueño, por ejemplo, en personas que tienen que hacer diferentes turnos; la toma excesiva de cafeína, y factores emocionales estresantes, como el síndrome de estrés postraumático o situaciones vitales importantes.

Desde el punto de vista clínico

Desde el punto de vista clínico, la migraña crónica no es simplemente un aumento de la frecuencia en los días de dolor de cabeza. Las características también pueden cambiar. Algo muy específico es que entre los episodios de cefalea intensa aparece un dolor continuo y opresivo que no empeora con la actividad, y habitualmente es bilateral, aunque también puede ser unilateral. Este dolor puede transformarse en pulsátil con la actividad y, en ocasiones, fuera de las crisis puede comportar fotofobia y sonofobia marcadas, sensación de mareo o inestabilidad, náuseas o mal cuerpo; y desde el punto de vista cognitivo, muchos pacientes notan que no tienen días cristalinos, es decir, padecen una niebla mental incluso en los días que no tienen dolor de cabeza. Este aspecto es fundamental y los neurólogos lo debemos tener en cuenta a la hora de tratar el dolor de cabeza del paciente.

Existen alteraciones médicas que también pueden producir esta cronificación, como puede ser el hipotiroidismo u otros trastornos hormonales, por ejemplo, la época de la perimenopausia. En las exploraciones podemos constatar la aparición del síndrome miofascial, es decir, palpamos unos bultos en la musculatura pericraneal y cervical de los pacientes, y la sensibilización de la salida de los nervios pericraneales. Así, cuando tocamos en el paciente la salida de los nervios en el cráneo, este nota un dolor que en condiciones normales no debería sentir.

Diagnóstico y tratamiento clínico

Para el diagnóstico, los neurólogos tendremos en cuenta todos los datos que hemos mencionado: frecuencia, intensidad y características del dolor. Es primordial conocer la historia clínica completa del paciente. Aspectos como el alcohol, el tabaco, el sobrepeso, la medicación o la frecuencia de ejercicio físico nos indican qué tratamiento es el adecuado y nos ayudan a diseñarlo.

15

Cómo tratamos la migraña

Cuando un médico se enfrenta a un paciente con migraña, no trata la cefalea ni al enfermo, sino a la persona. Esto es esencial, y aunque en ocasiones no lo consigamos, debemos tener en cuenta todos los aspectos de esta a la hora de decidir los tratamientos más adecuados para ella. En definitiva, hemos de hacer un traje a medida para las crisis y para los aspectos vitales del paciente con migraña. Habitualmente, hacemos una división en tres categorías: medidas no farmacológicas, tratamiento de las crisis y tratamiento preventivo. En ocasiones también realizamos un tratamiento de transición.

- Medidas no farmacológicas
- Tratamiento de las crisis
- Tratamiento preventivo
- Tratamiento del estatus
- Tratamiento en urgencias
- Tratamiento de transición

Tabla 7. Aproximación terapéutica a la migraña.

Medidas no farmacológicas

Las medidas no farmacológicas buscan, por un lado, mejorar al paciente para que no tenga crisis y, por otro lado, disminuir los desencadenantes habituales. Dentro de las medidas más comunes para reducir el número de crisis destacan las siguientes: mantener un ritmo de sueño adecuado, evitar el insomnio de conciliación y fragmentado, y prevenir los cambios en el ritmo, por ejemplo, con los turnos de trabajo.

En ocasiones es importante seguir una alimentación adecuada. Con esto no nos referimos a vigilar los alimentos que comemos, sino a evitar hacer ayunos: aunque es cierto que tenemos que valorar si hay algún alimento que desencadena las crisis, cosa que les ocurre a menos del 20 % de los migrañosos. Hay pacientes que si hacen ayunos tendrán dolor de cabeza, por lo tanto, se les aconseja que lleven algún tipo de tentempié para alimentarse en esos momentos y así evitar sufrir ataques de migraña posteriormente.

Un aspecto fundamental es el ejercicio físico.* En la migraña episódica, es básico practicar ejercicio moderado regularmente, de forma que puede reducir incluso

* El ejercicio físico es fundamental como factor de prevención cerebrovascular. No solo es eficaz en la migraña episódica, sino que disminuye el riesgo de otras enfermedades neurológicas como el ictus o la demencia.

el número de días con dolor de los pacientes. Sin embargo, el problema se da en la migraña crónica, dado que, si el paciente tiene un dolor de cabeza leve, el ejercicio físico puede empeorarlo. Por este motivo, a los pacientes con este tipo de migraña se les recomienda que solo se ejerciten los días que no tengan nada de dolor, los días cristalinos.

Las medidas no farmacológicas son importantes, pero deben individualizarse

También proponemos a los pacientes que eviten las situaciones estresantes en la medida de lo posible. En el mundo actual es muy complicado, pero si existe esa posibilidad o conocemos técnicas para enfrentarnos a esas situaciones de estrés, como el biofeedback o el mindfulness, estas pueden ser muy útiles. En este sentido, es esencial individualizar, es decir, recomendar a cada paciente la técnica más adecuada, porque puede que incluso, inicialmente, esto les genere más estrés.

Otra de las medidas no farmacológicas habituales es evitar los factores desencadenantes que pueda tener cada paciente. Sin embargo, esta aproximación en ocasiones es compleja y no se puede realizar con todos las personas.

El tratamiento farmacológico

Finalmente, tenemos el tratamiento farmacológico, que consta de la medicación para las crisis y el tratamiento preventivo.

En el primero se emplean fármacos para evitar que al paciente le duela la cabeza más tiempo; aquí es fundamental tomarlos de manera precoz, pero siempre intentando evitar su abuso. Es necesario buscar un tratamiento que sea eficaz, ya que no tiene sentido tomar uno que no lo sea, por lo que lo debemos adecuar a las características de las crisis.*

En el caso del tratamiento preventivo, existen más de treinta y cinco fármacos, así que solemos hacer un traje a medida del paciente, como comentaremos más adelante.** Además, a ciertos pacientes se les prescribe un tratamiento de transición, que consiste en poner una medicación durante unos días para intentar que estos

* El tratamiento de las crisis da la libertad de poder hacer una vida normal.

** El tratamiento preventivo cambia el pronóstico de la migraña y hace que sea menos frecuente e intensa y responda mejor al tratamiento de las crisis.

mejoren de manera más rápida. También se suele hacer con lo que denominamos «bloqueos anestésicos», que son unos pinchazos que se dan en algunas zonas de la cabeza, en ciertos nervios, para intentar que el cerebro no reciba estos estímulos sensitivos y conseguir que los dolores del paciente mejoren.

Debemos diseñar un traje a medida para cada persona con migraña.

En definitiva, la clave es hacer un tratamiento totalmente individualizado, basado sobre todo en las características de la persona y de las crisis, y en los deseos del paciente.

16

Medidas no farmacológicas: cuáles son y cuándo debo tomarlas

Como hemos comentado, uno de los pilares del tratamiento de la migraña son las medidas no farmacológicas, que se basan en tomar precauciones cerebrosaludables, seguir un ritmo de vida estable y evitar los factores desencadenantes.

La importancia del ejercicio físico

Todos deberíamos tener en cuenta las medidas cerebrosaludables, dado que disminuyen el riesgo de padecer no solo la migraña, sino otras enfermedades neurológicas, como el alzhéimer o el ictus. Se trata de hábitos, es decir, consiste en crear rutinas adecuadas para la salud cerebral; una de las más relevantes para los pacientes con migraña es el ejercicio físico, que se recomienda practicar al menos durante una hora, tres veces a la semana.*

* En ocasiones el hábito consiste en cambiar el día a día, an-

Además, lo ideal es que sea ejercicio aeróbico. Es importante que el paciente, de manera progresiva, busque en su agenda tiempo para hacerlo, puesto que, en ocasiones, con la vida ajetreada que llevamos actualmente, es difícil encontrar tiempo libre para ejercitarse. Imponérselo directamente en la consulta puede suponer que el paciente sienta culpabilidad si no lo hace porque en su vida tenga otras actividades que se lo impidan. De ahí que sea importante que, poco a poco, la persona con migraña entienda que ha de tener tiempo para él y que parte de ese tiempo puede dedicarlo al ejercicio.

Cada edad y cada perfil de paciente debe seguir un patrón diferente de hábitos en el ejercicio físico.

En cuanto a la actividad física, no se puede generalizar. Dado que vamos a generar un hábito, tenemos que buscar aquel ejercicio que sea más satisfactorio. Esto quiere decir que hay pacientes a los que les encanta ir a nadar, mientras que otros prefieren ir a correr, montar en bicicleta o, simplemente, andar rápido en lugar de co-

dar en lugar de coger el autobús, subir escaleras en lugar del ascensor... Se debe adecuar a cada paciente.

ger el transporte público. Deportes como el tenis o el pádel también pueden ser apropiados para pacientes que no tengan dolores cervicales o un síndrome miofascial muy marcado.

La incorporación progresiva del ejercicio físico en la vida del paciente no solo va a mejorar la migraña, sino que algunos estudios han demostrado que es casi tan eficaz como los tratamientos preventivos y, además, estas medidas cerebrosaludables ayudan a prevenir o disminuir el riesgo de padecer enfermedades neurológicas en un futuro.

Debemos evitar que la actividad sea extenuante, ya que podría producir un ataque de migraña en algunos pacientes. Además, es necesario individualizar en gran medida el tipo de ejercicio según la persona. Actividades como el pilates o el yoga también son muy útiles porque, además de implicar ejercicio físico, enseñan técnicas de relajación a nuestros pacientes, de tal forma que los iremos adecuando al perfil de cada enfermo. Algunos ejercicios que se hacen en condiciones especiales, como el bikram yoga, no son recomendables, porque las altas temperaturas pueden hacer que se desencadene una crisis y, además, que el paciente se deshidrate, lo cual es otro factor facilitador de las crisis. Sin embargo, técnicas clásicas, como el hatha yoga, sí que pueden ser útiles para los pacientes.

La individualización es fundamental a la hora de diseñar un tratamiento y no se puede generalizar porque este debe adaptarse a la vida de cada persona.

Mantener un ritmo de vida estable y saludable

Alimentación y sustancias

La alimentación es otro de los aspectos básicos, incluso sin entrar en los factores desencadenantes. El paciente con migraña tiene que seguir una dieta mediterránea, equilibrada y adecuada, que es otra de las medidas cerebrosaludables que recomendamos. Además, es fundamental que evite los periodos de ayuno, por lo que debe tener establecidos los horarios de las comidas, y si se ve obligado a alterarlos, recomendaremos que lleve algún tipo de suplemento para no estar sin comer demasiado tiempo.*

La persona con migraña debe también, dentro de lo

* La mayoría de los pacientes deben hacer una dieta sana, pero no tiene sentido evitar determinados alimentos si estos no son desencadenantes de las crisis de esa persona.

posible, evitar el consumo de tabaco, ya que este puede ser un desencadenante de las crisis de migraña y, además, en la migraña el riesgo es aún mayor.

Sueño

Como hemos comentado en la introducción, el sueño es otro de los pilares primordiales del tratamiento de la migraña. También es un elemento clave desde el punto de vista de las medidas cerebrosaludables, por lo que todos debemos intentar tener un sueño regular y adecuado.

Las horas de sueño no son lo más importante, sino que no tengamos sueño durante el día y no nos sintamos cansados. Hay personas que con cinco horas de sueño están perfectamente durante el día y otras que, aunque están teóricamente más tiempo en la cama, no duermen adecuadamente y tienen somnolencia al día siguiente. Por ello tenemos que entender las características del sueño del paciente con migraña y, en ocasiones, indicaremos medidas que tomar antes de dormir, como evitar las pantallas, leer en dispositivos electrónicos si están retroiluminados, las situaciones de estrés, la ingesta de comidas copiosas o ricas en grasas, o el alcohol.

Para mejorar la calidad del descanso se recomienda también introducir el ejercicio físico dentro de la rutina, mantener un ritmo de sueño más o menos establecido y, en ocasiones, evitar los turnos porque pueden empeorar la situación. Asimismo, en casos particulares recurriremos a tratamientos muy suaves, como la melatonina, para conseguir una regulación del sueño, que, además, en algunos estudios se ha visto que es un tratamiento preventivo adecuado para la migraña.*

A los enfermos que presenten apneas u otras alteraciones durante el descanso nocturno les analizaremos el sueño, bien con un estudio polisomnográfico, bien con la historia clínica, e intentaremos solventar estas situaciones de piernas inquietas o apnea para restablecer el sueño nocturno y, por lo tanto, mejorar la migraña del paciente.

Estrés

Para disminuir las situaciones de estrés y las crisis desencadenadas cuando los pacientes se relajan después del periodo de tensión, son útiles técnicas como el mindfulness o el biofeedback, al igual que el yoga, como hemos comentado antes. Es importante que siempre se elijan de manera individualizada, seleccionando la técnica apropiada para cada paciente y teniendo en cuenta cuándo

* Hay estudios que muestran la eficacia de la melatonina como preventivo de la migraña frente a otros tratamientos.

son necesarias, porque la mayoría de los pacientes no las van a necesitar.

En personas que consumen cafeína de manera exagerada, intentaremos disminuir su ingesta. Esta es una causa muy típica de la migraña de fin de semana, es decir, la que sufren aquellos pacientes cuyo dolor de cabeza aparece, sobre todo, esos días porque se privan del café y eso les genera dolor de cabeza. Otras causas de esta migraña son el estrés continuo durante la semana, que se puede solucionar con tratamientos preventivos o con técnicas de relajación, y los cambios de ritmo que suceden también el fin de semana, que se intentarán evitar en la medida de lo posible, pero si no hay otra alternativa, se pueden contrarrestar también con tratamientos preventivos.

Evitar los factores desencadenantes

Alimentación y sustancias

Dentro de los factores desencadenantes, los de la alimentación son poco frecuentes y solamente afectan a un 20 % de los pacientes con migraña, es decir, uno de cada cinco. El paciente suele ser ya consciente de este problema, por lo que le solemos recomendar que no ingiera la sustancia que le puede producir la migraña. En ocasiones es difícil evitar el alimento que genera el dolor de cabeza, bien porque es una preferencia del paciente, bien porque su trabajo conlleva consumir ese alimento, como ocurre, por ejemplo, con los enólogos y los sumilleres, y generalmente se trata a estas personas antes de que entren en contacto con la sustancia.

Es necesario conocer los alimentos que producen dolor de cabeza con más frecuencia para evitar las crisis de migraña; estos son fundamentalmente: los alcoholes, los cítricos, los derivados lácteos, los frutos secos, los embutidos y las conservas. Sin embargo, es preciso remarcar que no hay que hacer una dieta que los excluya a todos, sino que con evitar tan solo el alimento culpable de desencadenar el dolor es suficiente.

Estrés

Otro de los desencadenantes habituales es el estrés. Como hemos comentado, se presenta de dos maneras: al relajarnos después de un periodo de tensión, como ocurre en las crisis de fin de semana, o después de vivir circunstancias especialmente estresantes, ya sean familiares o laborales. En este último caso, es vital aprender técnicas para evitar el estrés excesivo y así limitar estas situaciones, aunque conseguir llevar esto a cabo en la sociedad actual resulta complejo.

Medicación

En lo referente a las medicaciones, algunas como los anticonceptivos de estrógenos o ciertos fármacos para la hipertensión arterial pueden empeorar el dolor de cabeza en pacientes específicos. De ahí que, en cuanto el paciente note un aumento de frecuencia de sus dolores en relación con el consumo de algún fármaco, ha de indicárselo a su médico de atención primaria o a su neurólogo para buscar otras opciones terapéuticas.

Otros desencadenantes

Los cambios de presión atmosférica, por ejemplo, al montar en un avión o al desplazarse a un lugar con otra altitud o los cambios climatológicos también pueden ser desencadenantes de las crisis y, en ocasiones, son difícilmente controlables. Lo que se suele hacer en los casos que son predecibles es premedicar al paciente para evitar los ataques, de la misma manera que hacemos con los cambios hormonales asociados a la menstruación.

En definitiva, el paciente migrañoso debe tener una actitud vital con hábitos cerebrosaludables y evitar de manera selectiva aquellos elementos, ya sean alimenticios o vitales, que desencadenan dolor de cabeza. Si no se pueden evitar y son predecibles, a veces lo que hacemos es premedicar al enfermo para prevenir que padezca el dolor de cabeza.

17

Tratar las crisis me da libertad

La importancia de un tratamiento adecuado

La migraña es una cefalea especial que aparece por crisis que generalmente son autolimitadas. Esto quiere decir que empieza el dolor de cabeza y gracias a unas estructuras del cerebro, que son la sustancia gris periacueductal y los núcleos del rafe, desaparece la cefalea.* La duración habitual sin tratamiento es de entre 12 y 72 horas y, muchas veces, sucede de manera impredecible. Esto hace que los pacientes con migraña tengan miedo a realizar ciertas actividades que les provoquen un ataque de migraña. Esta situación incontrolable coarta considerablemente la libertad de muchos de los pacientes, y hace que a la hora de tomar decisiones elijan no hacer una serie de actividades por si sufren un ataque de migraña y tuvieran que anularlas o por si no pu-

* Estas estructuras no son específicas de la migraña y participan en otros cuadros de dolor.

dieran salir de ellas; de ahí que buscar un tratamiento adecuado sea absolutamente fundamental.

A día de hoy, el tratamiento más habitual de las crisis de migraña se basa en dos grupos de fármacos: los antiinflamatorios no esteroideos, donde el ibuprofeno y el naproxeno son los más habituales, y los triptanes, donde tenemos distintos fármacos y varias vías de administración. Además de estos dos grupos, en breve tendremos la posibilidad de tener ditanes, como el lasmiditán, cuya diferencia fundamental con los triptanes es que no causan problemas cardiovasculares; y los gepantes, que tienen un mecanismo de acción distinto a los tratamientos previos, actuando en el receptor del CGRP.* Habitualmente, se diseña un tratamiento específico para las características de la migraña que padece el paciente.

Eletriptán	vía oral
Zolmitriptán	vía oral e intranasal
Sumatriptán	vía oral, intranasal y subcutánea
Rizatriptán	vía oral
Almotriptán	vía oral
Naratriptán	vía oral
Frovatriptán	vía oral

TABLA 8. Triptanes y vías de administración.

* Estos tratamientos actúan para las crisis, pero alguno de ellos también como tratamiento preventivo bloqueando el receptor del péptido relacionado con el gen de la calcitonina.

Un aspecto muy interesante estudiado en los últimos años es la importancia de un tratamiento precoz. Esto significa que, al pautar el tratamiento cuando el dolor es leve, es decir, al comienzo de la migraña, la eficacia es mucho más alta que si esperamos a que el dolor sea intenso. Con esto sacamos varios aprendizajes: uno de ellos es que el tratamiento tiene que ponerse lo antes posible, pero siempre evitando el abuso o la toma excesiva de la medicación; el segundo de ellos es evitar tratamientos poco eficaces al principio, pues el tiempo que esperamos a que haga efecto un medicamento que responde a menos de la mitad de las crisis va a conllevar una peor respuesta que el que sí es eficaz, y el último aspecto es que debemos usar la dosis adecuada desde el inicio, dado que va a ser mucho más eficiente.

Otro punto interesante es que a muchos pacientes con migraña se les paraliza el estómago y algunos de los fármacos que utilizamos para tratar la migraña, como los triptanes, pueden producir también gastroparesia. Por este motivo, en ocasiones asociamos al tratamiento un grupo de fármacos, que llamamos procinéticos, para mejorar el vaciamiento gástrico y que el medicamento de las crisis haga efecto cuanto antes.

Tipos de tratamientos

Antiinflamatorios

Se trata de medicamentos muy eficaces para las crisis de migraña. Suele utilizarse el naproxeno, el naproxeno sódico, el ibuprofeno o el dexketoprofeno, aunque podemos recurrir a otro grupo de antiinflamatorios dependiendo del perfil del paciente, los efectos secundarios, la posibilidad de alergias, los factores de riesgo cardiovascular o ciertos problemas gástricos. Generalmente, empleamos todos los antiinflamatorios a dosis altas muy al comienzo del dolor de cabeza, por ejemplo: el naproxeno de 550 a 1100 mg si es sódico, o de 500 a 1000 mg si es naproxeno; el ibuprofeno, entre 800 y 1200 mg, y el dexketoprofeno entre 25 y 50 mg;* este último se toma en dosis única, muy al comienzo del dolor de cabeza y con frecuencia asociado a procinéticos, fundamentalmente metoclopramida o donperidona.

Triptanes

Aunque los antiinflamatorios son fármacos eficaces, es posible que el paciente no tenga una respuesta adecua-

* Dada la importancia de un tratamiento adecuado y precoz en la migraña, a veces se administra el doble de las dosis habituales, pero de manera puntual al comienzo de las crisis.

da a los antiinflamatorios, ya sea en general, en todas sus crisis o solo en algunas de las que padece. En estas circunstancias, podemos recurrir a otro grupo de fármacos que en ocasiones se prescribe como primera opción: el grupo de los triptanes. Los triptanes están diseñados específicamente para la migraña y actúan en un receptor de la serotonina que se llama 5-HT1B y D, modulando la transmisión de información por las neuronas triseminales y también disminuyendo la liberación de distintos neuropéptidos, entre ellos el CGRP.

Actualmente disponemos de distintos triptanes que tienen características particulares y se pueden administrar por diferentes vías. En España contamos con los siguientes: almotriptán, rizatriptán, zolmitriptán, sumatriptán, naratriptán, frovatriptán y eletriptán. Todos ellos tienen una formulación vía oral que tarda, aproximadamente 30 o 40 minutos en hacer efecto. Algunos de ellos, como el zolmitriptán y el rizatriptán, existen en formas flash, max y en láminas de absorción lingual. El sumatriptán también tiene una fórmula granulada de absorción más rápida.

Solemos pautar estos tratamientos vía oral para la mayoría de las crisis, pero para ello necesitamos valorar tres factores importantes: que el paciente no tenga vómitos precoces, porque vomitará la pastilla; que las crisis no alcancen su máximo dolor de manera muy rápida, porque puede que pierdan eficacia, y que la crisis no lo haya despertado por la noche y sea ya muy intensa, porque probablemente no dé tiempo a que hagan efecto antes de que se activen los receptores NMDA del cerebro, y esto provocará que disminuya muchísimo la efectividad del tratamiento.

Si un paciente no responde a un triptán, esto no quiere decir que no responda a otro. De hecho, en ocasiones hay que probar varios hasta encontrar el adecuado.

Si un paciente no responde a un triptán, aunque el resto pertenezcan al mismo grupo, es posible que sí lo haga otro. Por lo tanto, debemos ir probando los triptanes hasta encontrar el que es más eficaz para nuestro paciente. Por otro lado, tenemos la posibilidad de prescribir el tratamiento vía intranasal para el zolmitriptán o el sumatriptán. Esta opción será especialmente útil cuando el paciente presente vómitos muy precoces y si el dolor de cabeza es muy intenso desde el principio o lo despierta por la noche, dado que tarda en hacer efecto —aproximadamente 10 o 15 minutos—; es decir, es bastante más rápido que las formulaciones de vía oral. También disponemos de la posibilidad de un tratamiento subcutáneo de sumatriptán, que, aunque se utiliza mucho en la cefalea en racimos, se emplea con menor frecuencia para la migraña.

Combinación de fármacos

Algunos pacientes van a necesitar la combinación de los antiinflamatorios, los triptanes y los procinéticos para tratar sus crisis. A veces, cuando estas son predecibles, pondremos el tratamiento adecuado antes de que la migraña aparezca, por ejemplo, en las crisis relacionadas con la menstruación o con un desencadenante específico, como pueden ser los viajes en avión, las situaciones de especial estrés o algún desencadenante de la alimentación que no podamos evitar. En pacientes que tienen contraindicación de antiinflamatorios —por problemas gástricos, como úlcera de estómago, hipertensión no tratable o problemas de riñón— o a los triptanes —por antecedentes de ictus, infarto agudo de miocardio o hipertensión incontrolable—, recurrimos a otros grupos de fármacos que pueden ser útiles para el tratamiento de la migraña. Además, en un futuro cercano dispondremos de ditanes y gepantes,* que serán recursos terapéuticos útiles para nuestros pacientes.

* Ubrogepant, Atogepant y Rimegepant se han comercializado en Estados Unidos y hay otros en desarrollo. En nuestro medio posiblemente se comercialicen los dos últimos.

Lo fundamental es diseñar un tratamiento adecuado para cada una de las crisis del paciente. Así, un mismo enfermo podrá disponer de diferentes tratamientos dependiendo de si las crisis suceden por el día, lo despiertan por la noche o se asocian a la regla. Para ello, no solamente utilizamos la vía de administración, sino el perfil de cada triptán. Existen triptanes de vida corta y media, como el rizatriptán, el almotriptán, el eletriptán, el sumatriptán y el zolmitriptán. Por otro lado, disponemos de dos triptanes que tienen una vida media más larga, que pueden ser útiles para crisis poco intensas desde el principio, pero que duran varios días; estos son el frovatriptán y el naratriptán, que también pueden ser interesantes para esas crisis que podemos predecir y tratar de manera precoz.

En definitiva, con todos estos tratamientos tenemos que buscar la libertad del paciente.

18

El tratamiento preventivo me cambia la vida

¿Qué es y a quiénes se aplica?

Todo paciente que acude al médico con migraña tiene que recibir una medicación para las crisis, pero es especialmente importante que se plantee un tratamiento preventivo para aquellos pacientes que sufren migrañas frecuentes. Aunque tradicionalmente se decía que su aplicación se centraba en las personas que tuvieran cuatro o más crisis al mes, en realidad se trata de una decisión totalmente personalizada y que se ha de hablar con el enfermo. De esta manera, ciertos pacientes que solo padecen dos crisis de gran intensidad al mes, pero que quizá tienen que ir a Urgencias porque no responden de forma adecuada a la medicación, puede que reciban un tratamiento preventivo; mientras que otros con crisis más leves, cuatro o cinco mensualmente, responden con mayor rapidez a tratamientos suaves y es posible que no requieran uno preventivo. De ahí la importancia de conocer bien a la persona y diseñar un tratamiento en conjunto.

Una aproximación adecuada del tratamiento preventivo es fundamental para un paciente con migraña

A día de hoy disponemos de muchísimos tratamientos preventivos que pertenecen a familias diferentes e incluso tienen vías de administración distintas. Esto nos permite diseñar un tratamiento adecuado según el perfil de la persona que tenemos delante, lo cual conlleva conocer algunos aspectos del enfermo, como en qué trabaja, cuáles son sus *hobbies* y preferencias o qué efectos secundarios le gustaría evitar, además de otros aspectos de su vida en los que le podamos ayudar, como la tensión emocional o los problemas de sueño, para así diseñar un tratamiento ajustado a todas estas características. Para ello tendremos en cuenta las medidas no farmacológicas y, posteriormente, las farmacológicas.

Tratamientos naturales

Empezando por el grupo de los más suaves respecto a los efectos secundarios, disponemos de cuatro tratamientos naturales que han demostrado eficacia en la prevención de la migraña. Estos son la melatonina, el magnesio, la riboflavina y la coenzima Q_{10}.

La eficacia de la melatonina ha quedado probada en un estudio que comparó dosis de 3 mg de esta sustancia frente a 25 mg de amitriptilina, un antidepresivo que se utiliza tradicionalmente como preventivo de la migraña. Los resultados mostraron una eficacia similar entre la melatonina y la amitriptilina, con muchos menos efectos indeseados en el grupo que estaba tomando melatonina. Es un tratamiento ideal para las personas jóvenes, para quienes no quieren tomar fármacos convencionales, para aquellos que tienen dificultad para conciliar el sueño, para individuos que viajan con frecuencia y pueden sufrir *jet lag* y para aquellos que quieren evitar sufrir efectos secundarios. La dosis habitual que vamos a poner es de 3-5 mg, en forma de liberación no prolongada; el paciente deberá tomarlo antes de acostarse. También es útil para las personas que hacen cambios de turno; eso sí, la clave es tomarlo una hora antes de acostarse, independientemente de la hora que sea. La tolerancia es muy buena, pero es necesario recordar que, como efecto secundario, puede producir pesadillas. Además, como tiene una duración de cuatro horas, es infrecuente que los pacientes presenten somnolencia por la mañana, aunque pueden darse algunos casos. Sin embargo, la melatonina no es eficaz para el insomnio de mantenimiento fraccionado porque, pasado su efecto, es posible que el paciente se despierte.

La melatonina, el magnesio, la riboflavina y la coenzima Q_{10} son tratamientos naturales que han mostrado eficacia.

Otro de los tratamientos naturales es el magnesio, en dosis de 300-1.500 mg; tomado de forma habitual por la mañana es muy eficaz. No obstante, tiene contraindicación en algunas arritmias cardiacas y en una enfermedad neurológica poco frecuente que se conoce como miastenia gravis. Su efecto secundario más habitual es que puede producir diarrea. Es un tratamiento ideal para personas jóvenes, como coadyuvante asociado a otros tratamientos y para aquellos que hacen mucho deporte.

La riboflavina, también conocida como vitamina B_2, ha demostrado su eficacia contra la migraña cuando se administra en dosis altas, de 400 mg. Es un tratamiento que se recomienda habitualmente a los niños o asociado a otros tratamientos. Puede producir molestias gástricas, y es usual que la orina presente cierto olor a medicina y un color amarillo fosforito.

Finalmente, tenemos la coenzima Q_{10}. Este eficaz tratamiento se prescribe en dosis de 200 mg y, por lo general, tiene buena tolerancia, exceptuando alguna molestia gástrica.

Medidas farmacológicas

Dentro de los tratamientos convencionales existen varios grupos: los betabloqueantes, los antiepilépticos, los antidepresivos, otros antihipertensivos, la toxina botulínica, los bloqueos anestésicos y los anticuerpos monoclonales anti-CGRP. Todos ellos son eficaces y optaremos por uno u otro según el perfil de la persona.

Como disponemos de muchos tratamientos, debemos seleccionar la combinación más adecuada para la persona que padece la migraña.

Betabloqueantes

El grupo de los betabloqueantes es uno de los más utilizados. Son fármacos que tienen otras indicaciones, como la hipertensión arterial o los problemas cardiacos. También son útiles para el temblor esencial y pueden mejorar la situación de pacientes que padecen ansiedad. Asimismo, pueden ayudar a personas expuestas a situaciones de estrés puntuales, como quienes están estudiando para una oposición.

Las dosis que solemos utilizar para la migraña son

bajas, y no todos estos tratamientos son eficaces para la migraña, solo un subgrupo lo es. Son fármacos que bajan la frecuencia cardiaca y nunca se prescribirán a deportistas de élite o a personas que hacen ejercicio con frecuencia porque su rendimiento físico disminuirá. Tampoco se pueden recetar a pacientes con asma, que, como hemos visto, es una comorbilidad relativamente frecuente asociada a la migraña.

Los betabloqueantes son fármacos muy eficaces y, uno de ellos, el propranolol, es tan importante que, en los estudios, se emplea como modelo para el resto de los medicamentos.

Antiepilépticos/neuromoduladores

El grupo de los antiepilépticos ha sido especialmente importante en los últimos años. Lo componen varios fármacos y cada uno tiene un mecanismo de acción distinto, por lo tanto, no se puede generalizar sobre su uso y eficacia. El más utilizado es el topiramato y, aunque es muy eficaz y produce un efecto relativamente rápido, es frecuente que el paciente tenga que suspenderlo por los efectos secundarios: puede producir hormigueos en las manos, problemas cognitivos —que son reversibles y desaparecen cuando se suspende el fármaco— y está contraindicado para toda aquella persona que tenga piedras en el riñón. Otro de los tratamientos que solía recomendarse era el ácido valproico en dosis bajas, pero está contraindicado para mujeres que sean susceptibles de quedarse embarazadas.* Existen muchos otros antiepilépticos que se emplean en el tratamiento de la migraña, pero todos ellos deben ser siempre individualizados por el neurólogo que los prescribe.

*Antidepresivos***

Los antidepresivos logran grandes resultados en el tratamiento de la migraña. El más importante es la amitriptilina, que pertenece al grupo de los antidepresivos tricíclicos. Requiere calcular la dosis más adecuada para cada paciente, y provoca algunos efectos secundarios, como sequedad de boca —con el riesgo de enfermedad periodontal que supone—, somnolencia, aumento de peso y, de manera excepcional, problemas cardiacos. Resulta especialmente interesante para aquellos enfermos con depresión asociada o problemas de sueño. Existen muchos otros antidepresivos que han demostrado eficacia en el tratamiento de la migraña, como la venlafa-

* A pesar de su eficacia, su uso se ha restringido por el riesgo de teratogenicidad.

** Algunos fármacos antidepresivos son eficaces para la migraña, independientemente de la evolución del estado del ánimo del paciente.

xina y la mirtazapina, pero se individualizarán según el perfil del paciente.

Antihipertensivos

En cuanto a los antihipertensivos, destaca la flunarizina, un fármaco muy utilizado en nuestro medio que produce aumento de peso, depresión y somnolencia. Pese a que funciona en el tratamiento de la migraña, cada vez se utiliza menos por estos efectos secundarios, aunque hay perfiles de pacientes con problemas de sueño o disminución del apetito para los que es un tratamiento ideal. El lisinopril y el candesartán también han demostrado eficacia contra la migraña.

Toxina botulínica

Se trata de un tratamiento importante, un fármaco que ha sido aprobado para la migraña crónica. Funciona si se aplica de manera subcutánea o intramuscular en distintos puntos alrededor de la cabeza y en los hombros. Habitualmente se suministran de 155 a 195 unidades y empieza a hacer efecto a los diez días.* Se debe aplicar a

* Presenta escasos efectos secundarios y, aunque es necesario realizar entre 26 y 39 pinchazos, el paciente lo tolera bien.

partir de las doce semanas de la aplicación anterior para evitar que se creen anticuerpos contra la toxina botulínica y no haga efecto.

La toxina es eficaz en la migraña crónica y se está valorando también como terapia para la migraña de alta frecuencia.

Bloqueos anestésicos

Otro recurso utilizado son los bloqueos anestésicos, que consisten en poner un poquito de anestesia local en los nervios pericraneales, normalmente, en el occipital mayor, que está en la nuca, y en el supraorbitario. Este recurso sirve para tratar las situaciones de estatus, es decir, crisis prolongadas en el tiempo, y también como tratamiento preventivo de algunos pacientes. Otro aspecto positivo es que causa pocos efectos secundarios.*

* Los pacientes que toman anticoagulantes o que se les ha operado del cráneo deben tener especial cuidado.

Anticuerpos monoclonales anti-CGRP

Finalmente, en la actualidad disponemos de un tratamiento específico para la migraña, que son los anticuerpos monoclonales anti-CGRP. Se trata de unas proteínas que poseemos que sirven para defendernos; estas se generan fuera del cuerpo y se dirigen exclusivamente contra uno de los neuropéptidos que participan en el dolor de cabeza de la migraña, el relacionado con el gen de la calcitonina, por lo que se lo administramos a nuestros pacientes de manera subcutánea o intravenosa. Una vez que estos anticuerpos están circulando por la sangre, bloquean el CGRP y, así, evitan que el paciente tenga una crisis de migraña. La gran ventaja de estos tratamientos es su comodidad, ya que se aplica de manera subcutánea una vez al mes o cada tres meses, o también vía intravenosa cada tres meses; otra ventaja es la ausencia de efectos secundarios importantes, aunque pueden producir estreñimiento o molestias en el lugar de la punción.

Galcanezumab	Subcutáneo	Cada mes
Eptinezumab	Subcutáneo	Cada mes
Fremanezumab	Subcutáneo	Cada mes o tres meses
Eptinezumab	Intravenoso	Cada tres meses

TABLA 9. Anticuerpos monoclonales anti-CGRP disponibles en la actualidad.

Además de todos los métodos que hemos mencionado, en un futuro habrá nuevos fármacos que nos ayudarán a hacer un tratamiento personalizado para nuestros pacientes con migraña.

Otros tratamientos

También hay dispositivos de estimulación externa, del nervio vago, que en algunos casos pueden funcionar muy bien; estos se aplican en el cuello y transmiten estímulos eléctricos. Otra opción son los aparatos portátiles de estimulación magnética que, aplicados en la región occipital, pueden yugular algunas crisis.*

¿Cuándo se sabe si el tratamiento es eficaz?

O ¿cuándo consideramos que un tratamiento preventivo no está funcionando? Para los tratamientos preventivos hay que esperar entre cuatro y ocho semanas para ver si son eficaces o no; incluso en ocasiones podemos prolongarlo un poco más, dadas las fluctuaciones propias que tiene la migraña. En el caso de la toxina botulínica, es necesario esperar al menos dos ciclos

* La estimulación profunda no tiene indicación en la migraña; estas técnicas son útiles en casos seleccionados.

con 195 unidades para declarar su ineficacia, es decir, seis meses. Y en cuanto a los anticuerpos monoclonales, las evidencias actuales sostienen que hay que esperar al menos seis meses para poder saber si está funcionando o no.

Todos los fármacos que producen efectos secundarios se deben retirar y hay que valorar otro tratamiento distinto, dado que disponemos de un gran arsenal terapéutico para ayudar a nuestros pacientes.

19

Cómo trataremos posiblemente la migraña en el futuro

Actualmente, en neurología, se ha pasado del tratamiento de la enfermedad en sí a uno personalizado; de ahí se pasará al tratamiento de precisión y después al curativo de la enfermedad, que puede ser antes de que se presenten los síntomas o una vez que ya han aparecido.

El tratamiento personalizado es obligatorio en la actualidad; en el futuro esperemos aplicar tratamiento de precisión.

Presente y futuro próximo del tratamiento

Hoy en día, la migraña se trata de manera personalizada, lo que lleva implícito conocer bien al paciente y diseñar un tratamiento según las características de la persona. Como hemos comentado, disponemos de muchísimos tratamientos para poder hacerlo. La gran variedad de fármacos y los distintos mecanismos de acción permiten prescribir un tratamiento adecuado al perfil de esa persona, de tal forma que, según evoluciona la migraña, se puede ir ajustando. Sin embargo, en la actualidad han aparecido nuevos fármacos como los específicos anti-CGRP, los gepantes, los ensayos clínicos dirigidos contra otras dianas como el PACAP, etc., lo que puede hacer que en un futuro dispongamos de tratamientos de precisión.* Aunque es verdad que la migraña puede ser compleja, posiblemente obtengamos distintos biomarcadores y podamos hacer un análisis evolutivo del paciente y decidir en cada momento el tratamiento más adecuado según el perfil, de tal manera que aumente la posibilidad de respuesta al tratamiento, se eviten los efectos secundarios y se consiga ya desde el inicio una mejora.** Esto evitaría ir probando un tratamiento detrás de otro, es decir, podríamos prescindir de lo que se conoce como empirismo.

La posibilidad de determinar, bien en sangre o bien

* En la fisiopatología de la migraña participan distintos péptidos, su conocimiento nos permite diseñar dianas que actúen modulándolos.

** Aunque el CGRP es un marcador importante, no se utiliza en la práctica clínica y no es un claro marcador de respuesta al tratamiento a día de hoy.

en otro fluido, el perfil y las características de los neuropéptidos de la migraña nos permitiría ir eligiendo los fármacos más adecuados y, de esta manera, tratar mejor la enfermedad. Es más, incluso si tuviéramos marcadores evolutivos, podríamos ver la evolución y decidir el momento más adecuado para retirar el tratamiento.

¿Evitaremos por completo la migraña?

Siendo más ambiciosos, y teniendo en cuenta que la migraña es una enfermedad poligénica y que es muy difícil actuar sobre todos los genes, pero sabiendo que tiene un componente epigenético, se podría plantear la posibilidad de evitar esos factores epigenéticos o bloquearlos para que el paciente predispuesto no padezca migraña. Habría que determinar el riesgo individual de cada persona, teniendo en cuenta los genes que ha heredado y, en los casos de personas de alto riesgo, bien con medidas de prevención, bien con fármacos específicos, intentar bloquear la expresión epigenética de los factores que producen la migraña. En tal caso, deberíamos actuar antes de que se desarrolle para evitar que esto ocurra. De la misma manera, teniendo en cuenta los factores que facilitan la cronificación, también podríamos actuar antes, evitando que esta suceda, no solamente con tratamientos preventivos, sino con otra serie de fármacos que modulen o eviten los cambios de plasticidad en el cerebro que provocan que se pase de migraña episódica a crónica.

Finalmente, es posible que en un futuro se pueda curar la migraña una vez que se ha instaurado. En este caso no actuaríamos sobre esos factores epigenéticos porque ya habrían activado la migraña, sino que intervendríamos sobre el cerebro del migrañoso para intentar revertir los cambios que se han producido. Aunque este tipo de tratamiento nos parece hoy en día lejano y muy poco probable, con los conocimientos y los avances en la investigación y en la fisiopatología de la migraña quizá seamos capaces de realizar estos cambios en el cerebro. Por lo tanto, nos hallamos en un momento crucial en el tratamiento de esta patología, dado que podemos mejorar la situación de la mayoría de nuestros pacientes, pero también miramos al futuro, a los marcadores y a los tratamientos de precisión.

20

Otras cefaleas que debo conocer

En la actualidad hay descritos más de doscientos tipos de cefaleas, cada una de ellas con su diagnóstico y su tratamiento específico. Habitualmente dividimos las cefaleas en primarias, que son aquellas donde la propia enfermedad es el dolor de cabeza, aunque pueda venir acompañado de otros síntomas; y secundarias, en las que la cefalea solamente es un síntoma de otra enfermedad distinta.

I. Las cefaleas primarias

1. Migraña
2. Cefalea tensional
3. Cefaleas trigémino-autonómicas
4. Otras cefaleas primarias

II. Cefaleas secundarias

5. Cefalea atribuida a traumatismo craneoencefálico y/o cervical

6. Cefalea atribuida a vasculopatía craneal y/o cervical
7. Cefalea atribuida a trastorno intracraneal no vascular
8. Cefalea atribuida a administración o privación de una sustancia
9. Cefalea de origen infeccioso
10. Cefalea atribuida a trastorno de la homeostasis
11. Cefalea o dolor facial atribuidos a trastornos del cráneo, cuello, ojos, oídos, nariz, senos paranasales, dientes, boca o de otras estructuras faciales o cervicales
12. Cefalea atribuida a trastorno psiquiátrico

III. Neuropatías craneales dolorosas, otros dolores faciales y otras cefaleas

13. Lesiones dolorosas de los pares craneales y otros dolores faciales
14. Otras cefaleas

TABLA 10. Clasificación IHS 3 de las cefaleas.

Cefaleas primarias

Las cefaleas primarias se dividen en cuatro grupos: el grupo 1 lo forma la migraña con todas las variantes que hemos comentado; el grupo 2 es la cefalea tipo tensión, que se da de manera frecuente, pero que tiene una intensidad leve o moderada, y suele responder adecuadamente ante los tratamientos antiinflamatorios; el grupo 3 comprende a un conjunto que llamamos trigémino-autonómicas, todas ellas muy parecidas: el dolor siempre aparece en el mismo lado, es de gran intensidad y se suele presentar acompañado de la sensación de cierre del ojo, lagrimeo, ojo rojo, nerviosismo y taponamiento del oído,* y por último, el grupo 4 se conoce como «otras cefaleas», y aquí incluimos un grupo heterogéneo de dolores de cabeza muy específicos.

Es fundamental distinguir las cefaleas primarias de las secundarias.

Cefaleas secundarias

Por otro lado, tenemos las cefaleas secundarias. Estas pueden deberse a muchas circunstancias, por ejemplo, al aumento de la presión dentro de la cabeza —lo que llamamos cefalea por hipertensión intracraneal—, que puede estar provocada por lesiones dentro del cerebro; directamente al aumento de la presión, es decir, hipertensión intracraneal idiopática; a la bajada de la presión del líquido cefalorraquídeo —es decir, hipotensión de

* Lo constituyen cuatro entidades con tratamiento diferente.

líquido cefalorraquídeo—; a problemas en los vasos de la cabeza; a inflamación de las arterias como una cefalea típica de las personas mayores —en cuyo caso es muy importante hacer un estudio precoz, dado que un diagnóstico y administración del tratamiento tempranos evitan que haya complicaciones—, o a cefaleas después de los traumatismos craneales, de los ictus o asociadas a la isquemia del corazón. En este mismo grupo se incluye también la cefalea producida por la resaca o por la toma excesiva de analgésicos.

No todas las cefaleas secundarias son graves.

Cefaleas primarias destacadas

Dentro de las cefaleas que hemos visto, nos detendremos en las siguientes:

Cefalea tipo tensión

Es muy diferente a la migraña y habitualmente presenta una intensidad leve o leve-moderada. El paciente suele notar una especie de opresión, pero nunca el latido de la cabeza. Generalmente, aparece por la tarde o coincidiendo con situaciones de mayor concentración o estrés. No suele ocasionar náuseas o vómitos, aunque a veces se tiene mal cuerpo. Además, no se acompaña de fotofobia y no solo no empeora con la actividad, sino que en algunos pacientes el ejercicio físico puede aliviar el dolor de cabeza. Lo más habitual es que aparezca de forma episódica, pero de vez en cuando se puede cronificar. El tratamiento más adecuado para las crisis son los antiinflamatorios, y como preventivo utilizamos un fármaco antidepresivo que también se utiliza para la migraña, la amitriptilina.*

Cefaleas trigémino-autonómicas

La siguiente categoría importante es la de las trigémino-autonómicas, que incluye cuatro cefaleas muy distintas. Todas ellas son hemicraneales, aparecen siempre en el mismo lado y se acompañan de cierre del ojo, lagrimeo, inyección conjuntival, taponamiento del oído y nerviosismo; sin embargo, la duración es muy variable de unas a otras y responden a mecanismos diferentes. Una de ellas es la que llamamos SUNCT o SUNA, en la que el dolor dura escasos minutos, pero es de gran

* Muchos pacientes con migraña están diagnosticados inadecuadamente de cefalea tipo tensión.

intensidad. En ella, el paciente cierra el ojo y puede tener lagrimeo y rinorrea, es decir, expulsión de moco, e inyección conjuntival. Se puede repetir varias veces al día, es más usual en personas mayores y tiene tratamientos específicos. Ocasionalmente se debe a que una arteria dentro del cráneo está tocando el nervio trigémino.

En este grupo también nos encontramos con la cefalea en racimos —también conocida como cefalea del suicidio—, que comentaremos específicamente en el siguiente capítulo, dado que es un tipo muy importante.

A continuación, tenemos la hemicránea paroxística. Se trata de un dolor muy intenso, con una duración de 5-30 minutos, y que se acompaña de cierre del párpado y, de vez en cuando, de cambio de la pupila y lagrimeo. Puede aparecer muchísimas veces al día, es más normal en las mujeres y, curiosamente, responde de manera absoluta a un antiinflamatorio muy especial, la indometacina.

Por último, está la hemicránea continua, que es un dolor constante, siempre del mismo lado y fluctuante, que cuando es muy intenso puede venir acompañada del cierre discreto de los ojos, lagrimeo e inyección conjuntival. Al igual que la anterior, responde muy bien a la indometacina.

Cefaleas del grupo cuatro

Entre las cefaleas primarias del grupo cuatro, hay una serie de dolores de cabeza muy específicos. Uno de ellos se manifiesta como si una aguja se nos clavara en los lados de la cabeza o en el ojo. Suele durar menos de un segundo y puede cambiar de localización y repetirse varias veces al día. Este tipo se denomina cefalea punzante primaria, la sufre el 4 % de la población y es más corriente en los migrañosos, ya que llega a afectar al 10 % de estos. Es fundamental que el neurólogo haga un diagnóstico diferencial para poder prescribir un tratamiento determinado.

Otra clase importante de cefalea es la que presenta un dolor de cabeza cuando tosemos. Este dolor puede darse cuando hay alteraciones dentro del cráneo, especialmente en la parte posterior. Una vez descartados estos cuadros clínicos, la identificaremos como cefalea tusígena primaria.

Un tipo de cefaleas especialmente llamativas son las de la ingesta de frío. Son dolores de cabeza intensos que pueden ser frontales o unilaterales, están relacionados con la toma de sustancias frías, como helados y granizados, y apenas duran escasos minutos.

En este grupo también destaca la cefalea hípnica, un dolor de cabeza exclusivamente nocturno que despierta al paciente, habitualmente entre dos y cuatro o cinco horas después de acostarse. Suele afectar a toda la cabeza y ceder de manera progresiva en el momento en que el paciente se despierta. Tiene un tratamiento muy especial que consiste en tomar un café justo antes de acostarse, algo que habitualmente no alterará el sueño de los pacientes; también se emplean tratamientos suaves, como melatonina, aunque disponemos de otros fármacos para esta cefalea.

Por último, tenemos otros dos dolores de cabeza. El primero es la cefalea numular, en la que el enfermo nota un círculo en la cabeza donde se focaliza de manera exclusiva el dolor, no se presentan otros síntomas y puede mejorar con distintos tratamientos, incluida la toxina botulínica.

El segundo es la neuralgia del trigémino, que no es una cefalea. Se trata de un dolor muy intenso, de tipo calambre y con una duración de unos segundos. Si el dolor dura más de unos minutos, no es una neuralgia de trigémino en ningún caso. Los pacientes lo describen como una descarga eléctrica de gran intensidad que suele cursar por las tres ramas del nervio trigémino, el que controla la sensibilidad de la cara, con más frecuencia por la zona que va al maxilar y, en menos ocasiones, por la rama que se dirige al ojo. El paciente siente un calambre muy intenso que se desencadena con distintos estímulos, como tragar, cepillarse los dientes o tocarse la cara. Suele respetar la noche del paciente, así que los dolores son diurnos. Aunque puede deberse a muchas causas, es muy normal que haya un vaso, una arteria o una vena que esté tocando el nervio trigémino y que, por eso, produzca este fenómeno. Disponemos de distintos tratamientos para conseguir que nuestros pacientes mejoren y, además, en muchas ocasiones podemos quitar el dolor de cabeza y evitar que vuelva a aparecer. Para los casos que no responden a la medicación, existen distintas técnicas quirúrgicas que suprimen el dolor de la neuralgia.

Cefaleas secundarias destacadas

Dentro de las cefaleas secundarias, la arteritis temporal es una patología que se da exclusivamente en personas mayores. Suele cursar con un dolor intenso en un lado de la cabeza, con hipersensibilidad en esa zona. Esporádicamente, al paciente se le cansa la mandíbula cuando mastica. Mediante la exploración, la historia clínica, el análisis y los estudios con ultrasonidos, podemos hacer el diagnóstico de esta patología y poner el tratamiento más adecuado, dado que predispone a sufrir pérdida de visión, visión doble o incluso ictus.

21

Cefalea en racimos o del suicidio

¿Qué es?

Dentro de las cefaleas primarias trigémino-autonómicas, hay una especialmente importante: la cefalea en racimos. Esta afecta a tres de cada mil personas, por norma general varones de entre veinticinco y cuarenta y cinco años. Esta cefalea es muy característica, suele afectar al mismo lado de la cara, habitualmente alrededor del ojo, y es de una intensidad brutal. Durante las crisis, lo normal es que los ojos se cierren un poco, que cambien las pupilas, que lloren discretamente y se pongan rojos. El paciente también puede notar taponamiento nasal o auditivo y, durante las crisis, se suele poner muy nervioso y moverse constantemente.

La ideación suicida se observa también en la migraña.

La duración habitual de las crisis va de quince minutos a tres horas. Es normal que se repitan varias veces al día y suelen cursar por épocas; hay periodos en los que el paciente tiene crisis diarias y temporadas en las que desaparece y el enfermo no tiene ningún síntoma. Curiosamente, las cefaleas pueden aparecer en algunos pacientes más o menos a la misma hora. Es típico que lo despierten por la noche y sean especialmente frecuentes en las siestas. Fuera de la época en la que el paciente sufre estas crisis diarias suele estar asintomático.

Un factor que puede desencadenar las crisis mientras el paciente está en brote es el consumo de alcohol. Aunque la cefalea en racimos es de tipo primario, les haremos a todos los pacientes una prueba de imagen, ya sea un TAC o una resonancia, para descartar que no tengan lesiones dentro del cráneo. También hay que hacer el diagnóstico diferencial con otras patologías, de tal manera que solemos valorar la posibilidad de que sea una hemicránea paroxística. La gran diferencia es que la anterior es más frecuente en mujeres y responde a la indometacina, mientras que la cefalea en racimos no. Asimismo, ciertos problemas en el ojo, como el glaucoma de ángulo cerrado, pueden producir dolor ocular nocturno y confundirse con una cefalea en racimos.

En la migraña no suele ser necesario hacer pruebas de neuroimagen, pero en la cefalea en racimos es muy recomendable.

Tratamiento

Una vez hecho el diagnóstico y excluidas otras causas, el tratamiento consta de una parte preventiva, un tratamiento de transición, que se utiliza mientras el fármaco preventivo empieza a hacer efecto, y la medicación para las crisis de dolor.*

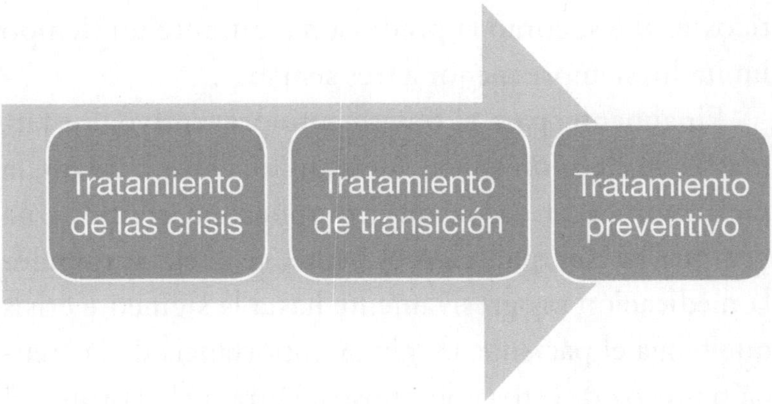

Figura 16. Elementos en el tratamiento de la cefalea en racimos.

* Como esta cefalea se manifiesta por racimos, en cuanto empieza uno nuevo hay que diseñar el tratamiento más adecuado.

Para contrarrestar las crisis, disponemos de la posibilidad de administrar oxígeno a alto flujo, que resulta muy útil para los pacientes, además de tener escasos efectos secundarios. También podemos emplear los triptanes. Al ser una cefalea generalmente de corta duración, de 20 minutos a una hora, los triptanes vía oral no son los ideales, dado que tardarán demasiado en hacer efecto, más de 30 minutos. Por ello, recurriremos a vías de administración mucho más rápidas, como puede ser el sumatriptán subcutáneo, que tarda en hacer efecto entre 5 y 10 minutos, o el sumatriptán o zolmitriptán intranasal, que lo hará tras unos 10-15 minutos.

Como tratamiento de transición se utilizan los corticosteroides, como la prednisona, durante un tiempo limitado, siempre menor a tres semanas.

Finalmente, para el tratamiento preventivo, los fármacos de elección son el verapamilo, el topiramato, la melatonina y, en casos muy complicados, el litio. Una vez que ha desaparecido el brote, se suele suspender la medicación progresivamente hasta la siguiente crisis que tenga el paciente, de ahí la importancia de la atención precoz de estos migrañosos. Durante los brotes, el enfermo debe evitar echarse siestas y, evidentemente, el consumo de alcohol. Hay evidencias también con los anticuerpos monoclonales anti-CGRP,* pero a día de hoy no están autorizados en nuestro país.

* Los mismos que utilizamos en la migraña.

En casos crónicos y refractactarios se puede valorar técnicas más invasivas como la estimulación del nervio occipital o actuar sobre el ganglio esfenopalatino, pues se ha constatado mejoría en algunos pacientes.

22

Cefalea tipo tensión, ¿quién no la ha tenido?

Como comentábamos en el capítulo 20, la cefalea tipo tensión tiene un grupo específico, el dos. Durante mucho tiempo se pensó que este tipo de dolor de cabeza era el más frecuente de todos, pero con la descripción de nuevas entidades, como la migraña crónica, el síndrome miofascial y otras cefaleas, parece que se da menos de lo que creíamos.*

Criterios diagnósticos

Los criterios diagnósticos de la cefalea tipo tensión fueron creados inicialmente para distinguirla de la migraña, de tal manera que esta puede ser holocraneal —una opresión frontal—, bitemporal —en los dos lados—, o como un halo alrededor de la cabeza; por el contrario, la migraña es hemicraneal.

* Es fundamental hacer el diagnóstico diferencial con otras cefaleas.

Habitualmente la clínica de la cefalea tipo tensión es diferente de la de la migraña, pero en algunos casos debemos buscar datos específicos para distinguirlas.

La cefalea tipo tensión siempre tiene una cualidad opresiva, como un peso sobre la cabeza o un casco que está apretando, pero nunca tendrá las características de pulsatilidad que son tan propias de la migraña. En cuanto a la intensidad, suele ser bastante más leve que la de la migraña. Aquí es moderada y nunca empeora con la actividad física, de hecho, si esto sucediera, tendríamos que plantearnos, entre otras, la posibilidad de una migraña. La cefalea tipo tensión no suele ir acompañada de fotofobia ni de ninguno de los síntomas de las trigémino-autonómicas: no se cierran los ojos, ni lloran ni se ponen rojos. Con frecuencia, será un patrón que irá aumentando progresivamente a lo largo del día, siendo más frecuente durante la tarde, por lo que nunca nos va a despertar del sueño. Según su asiduidad, la consideramos episódica, cuando es ocasional, y crónica, cuando se manifiesta más de quince días al mes y se ha mantenido durante más de tres meses seguidos. En los casos de cefalea tipo tensión crónica, es fundamental hacer el diagnóstico diferencial con la migraña crónica.

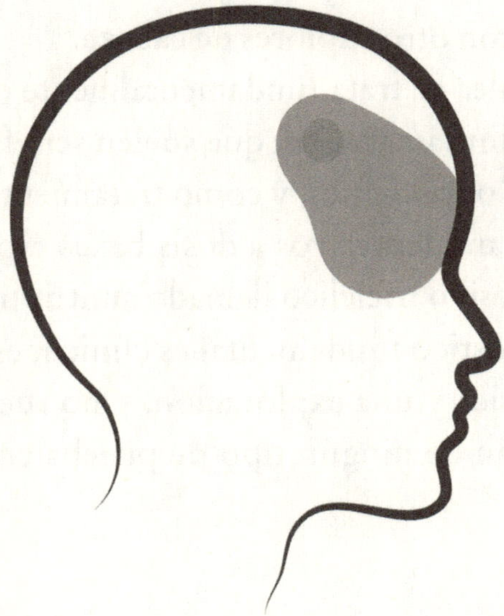

FIGURA 17. Localización habitual de la cefalea tipo tensión. (*Shutterstock*).

Desencadenantes y tratamiento

La cefalea tipo tensión puede desencadenarse por situaciones de estrés o depresión y también en momentos de especial cansancio. Su forma episódica es muy frecuente y casi todas las personas recuerdan haberla padecido alguna vez en su vida, mientras que las formas crónicas son menos frecuentes y hay que valorar el diagnóstico diferencial con otros dolores de cabeza.

Esta cefalea se trata fundamentalmente con paracetamol o antiinflamatorios, que suelen ser eficaces en la mayoría de los pacientes, y como tratamiento preventivo, usamos antidepresivos a dosis bajas, especialmente un antidepresivo tricíclico llamado amitriptilina.

El diagnóstico fundamental es clínico, es decir, una historia clínica y una exploración, y no suele requerir la realización de ningún tipo de prueba complementaria.

23

Otras cefaleas llamativas

La migraña es una enfermedad que afecta fundamentalmente a mujeres jóvenes después de la pubertad, aunque es posible que se dé en otras etapas de la vida. Desde un punto de vista diagnóstico, es fundamental saber reconocerla, porque su perfil puede ir cambiando, y también es necesario, desde un punto de vista terapéutico, saber lo que podemos hacer en cada momento. Además, la época del embarazo es un periodo especialmente sensible de la mujer, donde, aunque en la mayoría de los casos la migraña mejora, la limitación en el uso de fármacos en esta fase hace que, en ocasiones, haya que elegir un tratamiento específico para esta situación.

La migraña en los niños

La migraña afecta en torno al 5-10 % de los niños. Puede aparecer a cualquier edad y tiene un perfil diferente al del adulto. En las personas adultas lo más característico es que sea hemicraneal, holocraneal u occipital, y en los niños es mucho más frecuente que afecte a toda la cabeza. Si se le pregunta adecuadamente al niño, este suele mencionar el componente pulsátil y puede que nos comente el fenómeno del aura, que dibuje unas luces o cruces que nota en el campo visual antes de que aparezca el dolor de cabeza. La cefalea puede ser menos intensa, y los vómitos y las náuseas no suelen ser tan protagonistas. Lo notaremos porque el niño se queja del dolor de cabeza y no querrá participar en las actividades de las que disfruta, como el ejercicio físico, los videojuegos, etcétera, y tenderá a recluirse en su cuarto. La duración puede ser de menos de cuatro horas, a diferencia de los adultos. Y al igual que ocurre con otras edades, puede empeorar en situaciones de estrés: exámenes, competiciones, ejercicio físico... Es absolutamente primordial reconocer de manera precoz la cefalea en los niños, dado que les puede limitar en sus actividades escolares, deportivas y de socialización con sus amigos. Y, además, es necesario incidir en que es una migraña, y que no se trata de un problema de adaptación.

La migraña se expresa de forma diferente en los niños y es fundamental conocer el perfil para llegar a un diagnóstico adecuado.

En la época de la adolescencia, además de tener en cuenta estos factores, valoraremos aspectos propios de este periodo vital, como situaciones estresantes dentro del centro de estudios, conflictos con los amigos o problemas en el seno de la familia.

El diagnóstico de la migraña en los niños consiste en la historia clínica y en una exploración neurológica completa. En ocasiones les hacemos dibujar su dolor de cabeza, que puede ser muy demostrativo de lo que están padeciendo. Deberemos diseñar un tratamiento adecuado para estas edades, utilizando sobre todo antiinflamatorios y tratamientos preventivos de perfil leve que no les afecten desde el punto de vista cognitivo ni les produzcan cambios ponderales ni alteraciones en el rendimiento físico.*

La migraña en la tercera edad

Aunque la migraña puede afectar a cualquier edad, en las más avanzadas disminuye mucho su prevalencia.** De hecho, durante la posmenopausia, lo habitual es que las mujeres mejoren, aunque hay un pequeño porcenta-

* Las dosis y los tratamientos en los niños son diferentes a los de los adultos.

** Cuando aparece una cefalea por primera vez en un anciano, debemos sospechar una causa secundaria.

je que puede seguir con el mismo patrón e incluso empeorar.

La migraña es menos frecuente en la tercera edad y su debut es excepcional.

Distintos estudios han demostrado que la prevalencia de las crisis de migraña en las personas mayores de setenta años ronda entre el 1 y el 3 %. El patrón suele ser menos intenso y afecta más a toda la cabeza. Los síntomas acompañantes son asimismo menos floridos y el aura por encima de los setenta años es infrecuente. Esto puede estar relacionado con los cambios vasculares y meníngeos que sufrimos con la edad. Es fundamental en estos casos utilizar fármacos que no produzcan problemas cognitivos, para evitar aquellos que generen problemas de atención o de memoria. Además, teniendo en cuenta la polifarmacia, debemos diseñar tratamientos con el fin de evitar la acumulación de fármacos, por lo tanto, podemos recurrir a métodos que son antihipertensivos y que nos sirven a la vez para tratar la hipertensión y la migraña de la persona. Lo mismo pasa con el tratamiento de las crisis, puesto que debemos tener en cuenta la comorbilidad, otras enfermedades que tenga el paciente, los factores de riesgo y las intolerancias.

La migraña en el embarazo

El embarazo es una época especialmente sensible para la mujer migrañosa. Como hemos adelantado, la mayoría de las pacientes mejoran durante el embarazo, solamente un pequeño porcentaje, el 20-30 %, empeora, y en torno al 5 % puede comenzar a padecer migraña en el embarazo, frecuentemente con aura.

La migraña mejora habitualmente en el periodo de gestación, especialmente a partir del primer trimestre.

Hoy en día disponemos de muchos tratamientos que se pueden usar durante el embarazo, tanto para las crisis como para prevenirlas, y de técnicas terapéuticas que van a ayudar a la paciente, de tal manera que lo primero que tenemos que hacer es transmitir a la enferma que es muy posible que no necesite tratamiento, pero que, en caso contrario, se lo podremos administrar. Además, es muy recomendable el seguimiento de tratamientos no farmacológicos antes y durante el embarazo.* En el periodo de lactancia, el beneficio del embarazo suele mantenerse hasta que aparece la primera regla; sin embargo, si esta se suspende, lo normal es que la paciente vuelva a la situación anterior al embarazo, y en ese momento podremos volver a diseñar un tratamiento personalizado para ella. En la lactancia hay muchísimos tratamientos que se pueden aplicar y existe un recurso en la red, <www.e-lactancia.org>, donde podemos consultar todos los fármacos y saber si se pueden o no utilizar durante la lactancia, algo de mucha utilidad tanto para los neurólogos como para las pacientes.

Como vemos, la migraña puede afectar en distintas etapas de la vida, pero, para todas ellas, en la actualidad disponemos de recursos terapéuticos que ayudarán a que nuestros pacientes puedan hacer una vida normal.

* Existen tratamientos seguros durante el embarazo, pero para su aplicación debe haber un acuerdo entre la paciente y el médico.

24

La migraña como inspiración artística

La enfermedad como medio de inspiración artística

Habitualmente hablamos de los órganos de los sentidos, pero no vemos en los ojos ni escuchamos en los oídos; es en el cerebro donde vemos, oímos, sentimos, etc. Es por esto por lo que los pacientes que tienen migrañas con aura pueden sufrir una alteración de la percepción sensorial. Las experiencias que relatan son casi oníricas, por ejemplo, ven las calles y casas deformadas, o perciben que una de sus extremidades aumenta de tamaño. Este tipo de descripciones se asemeja a los efectos que produce el consumo de drogas alucinógenas, que han sido utilizadas por múltiples artistas como fuente de ideas para la creación, ya que en ambas situaciones se aprecia otra realidad. Esto también puede suceder como consecuencia de otras patologías, como un ictus.

La enfermedad neurológica puede cambiar la percepción del artista o ser una inspiración.

A lo largo de la historia, muchos artistas de todo género han plasmado la enfermedad en sus obras, bien como pacientes, bien como espectadores de las consecuencias de ciertas patologías. Así, entre otras, vemos reflejadas enfermedades como el párkinson, la arteritis lateral, la epilepsia, el alzhéimer y su evolución, y, por supuesto, la migraña.

La migraña y el arte sacro

Como decíamos en el capítulo 1, desde la Edad Media existen numerosos testimonios de lo que se consideraban apariciones y que posteriormente, en la Edad Moderna, se identificaron como síntomas del aura de la migraña.

El arte sacro, y en especial la literatura religiosa, nos muestra ejemplos de lo que el filósofo William James calificó de «fotismo», es decir, descripciones y visiones que se acompañan de experiencias en las que se perciben luces intensas o visión de estrellas. En las distintas reproduccio-

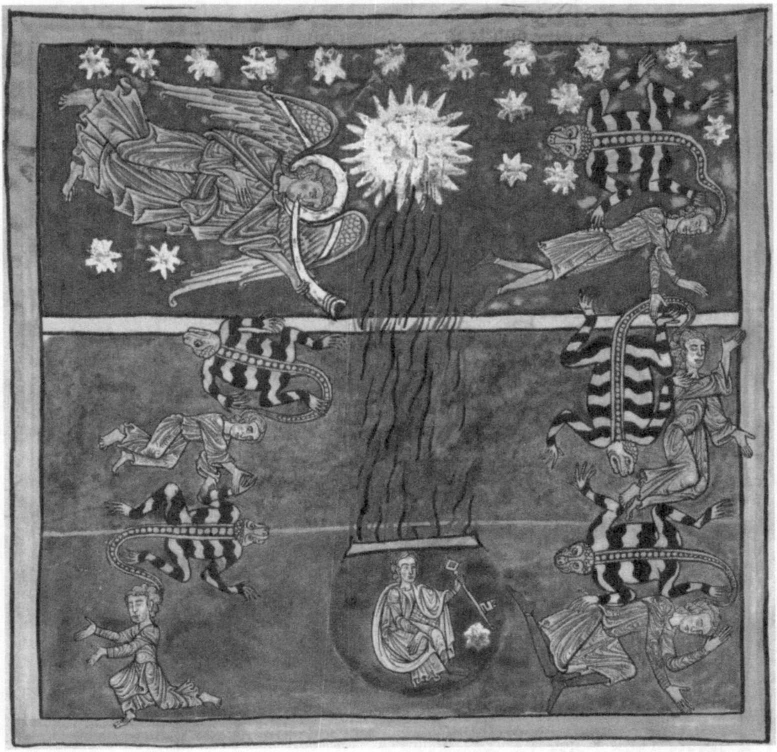

FIGURA 18. Imagen de los *Comentarios del Beato de Liébana al Apocalipsis de San Juan. Ángel de la quinta trompeta*, c. 1180, anónimo, procedente del monasterio de San Pedro de Cardeña. Este folio se halla en el Museo Metropolitano de Arte, Nueva York. *(Wikimedia Commons)*.

nes del *Comentario al Apocalipsis* de Beato de Liébana, podemos observar ejemplos de este fenómeno. Un caso especial es el de Hildegarda de Bingen (1098-1179), que experimentó innumerables visiones desde la infancia hasta el final de su vida y nos ha dejado relatos e imágenes de gran belleza en dos códices manuscritos: *Scivias* y *Liber divinorum operum*. Sus descripciones y dibujos nos acercan a lo que actualmente denominamos síntomas del aura de la migraña. En estos trabajos, lo más destacable es la percepción de un punto o un grupo de puntos de luz, que chispean y se mueven normalmente en forma ondular; suelen considerarse estrellas u ojos llameantes. En el arte sacro existen varios ejemplos en los que la revelación puede ser explicada mediante auras migrañosas o epilépticas (santa Teresa, santa Helena, san Juan de la Cruz, santa Brígida de Suecia...), similares a las que padeció Dostoievski.

La migraña en la pintura

Si avanzamos unos siglos, descubriremos una curiosa relación entre el arte contemporáneo y las manifestaciones perceptivas de las lesiones cerebrales. Un ejemplo relevante lo encontramos en el caso de dos pacientes: uno sufre un ictus parieto-occipital derecho y el otro, un aura migrañosa; ambos muestran la misma alteración y describen el mundo como si fueran cuadros cubistas, similares a los de Pablo Picasso. Sus descripciones nos recuerdan a dos recursos pictóricos: por un lado, la platitud, es decir, la figura se ve descompuesta en fragmentos simples, interdependientes en el cuadro como no lo están en la percepción de la realidad que tenemos, y el espacio circundante no parece ofrecer sensación de profundidad; por otro lado, tenemos la técnica del facetado, que consiste en expresar el espacio por facetas, esto es, a modo de visión fragmentada, por parcelas y reunidas en un cuadro. Otro caso demostrativo es el que describe el neurólogo Oliver Sacks en su obra *El hombre que confundió a su mujer con un sombrero*, donde la evolución artística de uno de sus pacientes parece el reflejo de la progresión de la enfermedad.

El aura de la migraña ha sido un elemento inspirador en pintura y literatura.

Por otro lado, se cree que el pintor postimpresionista holandés Vincent van Gogh (1853-1890) padecía migraña, y en su cuadro *Noche estrellada*, pintado en el hospital psiquiátrico Saint-Paul-de-Mausole (Francia), pueden observarse elementos que nos recuerdan a las auras visuales migrañosas.

Asimismo, el pintor George Seurat (1859-1891) diseñó la técnica pictórica del puntillismo, en la que las formas sólidas se construyen a partir de pequeños puntos de colores sobre fondo blanco. El fenómeno resultante se asemeja a las alteraciones visuales percibidas por los pacientes migrañosos y se ha denominado «efecto Seurat». Esta relación entre la percepción y el trabajo del artista francés no es fruto de la casualidad, ya que muchas de las teorías que aplicó a la pintura derivaban de los estudios de los tratados contemporáneos sobre óptica.

Por último, destacamos la obra de Ernst Ludwig Kirchner (1880-1938), que trató de derivar las formas naturales a simplificaciones radicales: líneas marcadas y colores intensos y desproporcionados, con las que consigue transmitir sensaciones que superan la propia representatividad pictórica. Algunos de sus cuadros juegan con el color de las formas y el fondo de una manera muy especial, difuminando los contornos y dando la sensación de que vemos el mundo a través de un filtro de agua. En ocasiones, este fenómeno perceptivo es similar al experimentado por algunos pacientes con jaqueca.

La migraña y la literatura

Dejando a un lado las representaciones pictóricas, también podemos encontrar una relación entre las experiencias de los migrañosos y la literatura. El género fantástico es uno de los más antiguos, así que podemos considerar la mitología y la cosmogonía como anterio-

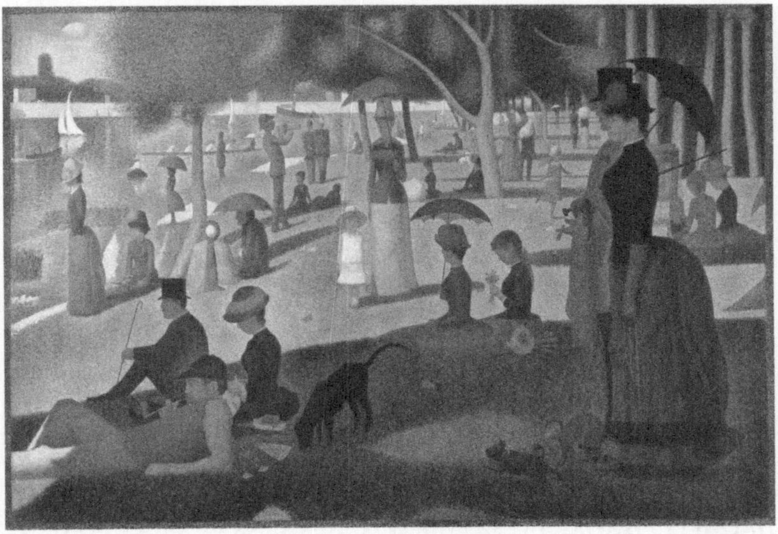

FIGURA 19. Tarde de domingo en la isla de la Grande Jatte, de George Seurat, 1884. *(Instituto de Arte de Chicago, dominio público).*

res a la novela costumbrista en la mayoría de las culturas. En ocasiones, la luz de la creación puede nacer de una percepción fantástica e inusual; la experiencia sufrida por un aura migrañosa puede ser el germen de una idea. Sin embargo, la línea que divide lo fantástico de lo real no es tan clara. Es muy tentador reinterpretar el arte y buscar su conexión con las alteraciones en la percepción. Es clásica la relación de las obras *Las aventuras de Alicia en el país de las maravillas* y *A través del espejo y lo que Alicia encontró allí*, del fotógrafo y escritor Lewis Carroll, con sus auras migrañosas. La presencia de metamorfopsias pudo inspirarlo para su creación fantástica.

Resulta curioso cómo, en ocasiones, los pacientes temen relatarnos las experiencias sufridas durante el aura por miedo a que sean interpretadas como elementos propios de la locura. Sin embargo, cuando se cuentan desde la confianza, se suelen acompañar de una riqueza que nos reafirma en la posible relación del aura con la inspiración artística. También se ha intentado buscar una conexión entre *Los viajes de Gulliver*, del novelista y poeta irlandés Jonathan Swift, y las auras macrópsicas y micrópsicas. Julio Cortázar dedicó uno de sus cuentos a la cefalea y al vértigo, estableciendo una relación literaria que actualmente se cree que tiene plausibilidad biológica.

La migraña y el cine

Por último, el aura migrañosa también está presente en el séptimo arte. Esta relación puede vislumbrarse desde los escenarios del cine expresionista alemán posterior a la Primera Guerra Mundial, hasta una de las últimas películas de David Lynch, *Mulholland Drive*.

Otras neuropatologías de especial interés en el cine son la intermetamorfopsia, recurso utilizado en este largometraje de Lynch; el síndrome de Fregoli, característica atribuida a diversos protagonistas en el cine fantástico, o el de Capgras, en la película *Metrópolis*.

Conclusión

La percepción como acto voluntario es el medio por el que recibimos la información del mundo, que es la base de nuestro conocimiento. A partir de ella creamos nuestra idea del exterior que influye directamente en nuestras acciones y sensaciones. Una manera de transmitir los sentimientos y las emociones es el arte, y este, para su creación y expresión, depende de la percepción del artista y del receptor. Las alteraciones en la percepción hacen que el que las padece sienta un mundo exterior distinto. El sentido más estudiado y en el que con más frecuencia se observan estos cambios es el de la vista. Tradicionalmente entendemos la enfermedad como algo negativo, sin embargo, se ha hablado de forma positiva de los efectos de algunas drogas que, al alterar los sentidos, permiten al artista crear un mundo diferente. Este fenómeno también ocurre en los procesos neurológicos no solo como sensación de revelación o de mariofanías, sino como un elemento que permite a quienes lo padecen ver el mundo de una manera distinta.

Bibliografía

Introducción

García-Azorín, D., N. González-García *et al.*, «Management of thunderclap headache in the emergency room: A retrospective cohort study», *Cephalalgia*, 41 (6), 2021, pp. 711-720, doi: 10.1177/0333102420981721.

—, A. Layos-Romero *et al.*, «Post-COVID-19 persistent headache: A multicentric 9-months follow-up study of 905 patients», *Cephalalgia*, 42 (8), 2022, pp. 804-809, doi: 10.1177/03331024211068074.

OMS, «Headache Disorders», en <https://www.who.int/news-room/fact-sheets/detail/headache-disorders> [Consultado el 3 de enero de 2023].

Santos Lasaosa, S., y P. Pozo Rosich, «Manual de práctica clínica en cefaleas de la SEN», *Luzan*, 5 (2020).

Capítulo 1

Pierse, J. M., «Historical aspects of migraine», *Journal of Neurology, Neurosurgery, and Psychiatry*, 49, 1986, pp. 1097-1103.

Porta-Etessam, J., «El aura de la creación», *Kranion*, 3, 2003, pp. 25-30.

Capítulo 2

Carlsen, L. N., S. Stefansen *et al.*, «Diagnostics and management of headache in general practice», *Fam Pract*, 29 de octubre de 2022, doi: 10.1093/fampra/cmac121, en <http://www.drporta.com/pacientes/> [Consultado el 3 de enero del 2023].

Capítulo 3

Sutherland, H. G., C. L. Albury y L. R. Griffiths, «Advances in genetics of migraine», *Headache Pain*, 20 (1), 2019, p. 72. doi: 10.1186/s10194-019-1017-9.

—, L. R. Griffiths, «Genetics of Migraine: Insights into the Molecular Basis of Migraine Disorders», *Headache*, 57 (4), 2017, pp. 537-569, doi: 10.1111/head.13053. Epub 2017 Mar 8. PMID: 28271496.

Capítulo 4

Garrido Cumbrera, M., *et al.*, *Impacto y situación de la migraña en España: atlas 2018*, Sevilla, Universidad de Sevilla, 2018.

Begasse de Dhaem, O., F. Sakai, «Migraine in the workplace», *eNeurologicalSci*, 6, 2022, doi: 10.1016/j.ensci.2022.100408.

Seng, E. K., R. E. Shapiro *et al.*, «The unique role of stigma in migraine-related disability and quality of life», *Headache*, 62 (10), 2022, pp. 1354-1364, doi: 10.1111/head.14401.

Capítulo 5

Schembri, E., M. Barrow, C. McKenzie y A. Dawson, «The evolving classifications and epidemiological challenges surrounding chronic migraine and medication overuse headache: a review», *Korean J Pain*, 35 (1), 2022, pp. 4-13, doi: 10.3344/kjp.2022.35.1.4.

VV. AA., «Headache Classification Committee of the International Headache Society (HIS). The International Classification of Headache Disorders», *Cephalalgia*, 38 (1), 2018, doi: 10.1177/0333102417738202.

Capítulo 6

Dodick, D. W., «A Phase-by-Phase Review of Migraine Pathophysiology», *Headache*, 58, sup. 1, 2018, pp. 4-16, doi: 10.1111/head.13300.

Recober, A., «Pathophysiology of Migraine», *Continuum (Minneap Minn)*, 27 (3), 2021, pp. 586-596, doi: 10.1212/CON.0000000000000983.

Villar-Martínez, M. D., y P. J. Goadsby, «Pathophysiology and Therapy of Associated Features of Migraine», *Cells*, 11 (17), 2022, doi: 10.3390/cells111 72767.

Capítulo 7

Charles, A., «The evolution of a migraine attack – a review of recent evidence», *Headache*, 53 (2), 2013, pp. 413-419, doi: 10.1111/head.12026.

Karsan, N., P. Bose y P. J. Goadsby, «The Migraine Premonitory Phase», *Continuum (Minneap Minn)*, 24, 2018, pp. 996-1008, doi: 10.1212/CON.000000000 0000624.

Schulte, L. H., y A. May, «Of generators, networks and migraine attacks», *Curr Opin Neurol*, 30 (3), 2017, pp. 241-245, doi: 10.1097/WCO.0000000000000441.

Capítulo 8

Fraser, C. L., J. L. Hepschke *et al.*, «Migraine Aura: Pathophysiology, Mimics, and Treatment Options», *Semin Neurol*, 39 (6), 2019, pp. 739-748, doi: 10.1055/s-0039-1700525.

Lai, J., y E. Dilli, «Migraine Aura: Updates in Pathophysiology and Management», *Curr Neurol Neurosci Rep*, 20 (6), 2020, doi: 10.1007/s11910-020-01037-3.

Qubty, W., e I. Patniyot, «Migraine Pathophysiology», *Pediatr Neurol*, 107, 2020, pp. 1-6, doi: 10.1016/j.pediatrneurol.2019.12.014.

Sastre-Ibáñez, M., E. Santos-Bueso *et al.*, «Visual snow: Report of three cases», *J Fr Ophtalmol*, 38 (7), 2015, doi: 10.1016/j.jfo.2014.06.030.

Capítulo 9

Dodick, D. W., «A Phase-by-Phase Review of Migraine Pathophysiology», *Headache*, 58, sup. 1, 2018, pp. 4-16, doi: 10.1111/head.13300.

Qubty, W., e I. Patniyot, «Migraine Pathophysiology», *Pediatr Neurol*, 107, 2020, pp. 1-6, doi: 10.1016/j.pediatrneurol.2019.12.014.

Recober, A., «Pathophysiology of Migraine», *Continuum (Minneap Minn)*, 27 (3), 2021, pp. 586.

Capítulo 10

Ly-Yang, F., V. Gómez-Calleja *et al.*, «Intercritical photophobia in the migrainous patient. Proposal for diagnostic criteria», *Neurologia*, 13, 2020, doi: 10.1016/j.nrleng.2020.12.004.

Matías-Guiu, J., J. Porta-Etessam *et al.*, «One-year prevalence of migraine in Spain: a nationwide population-based survey», *Cephalalgia*, 31 (4), 2011, pp. 463-470, doi: 10.1177/0333102410382794.

Porta-Etessam, J., I. Casanova *et al.*, «Análisis de la osmofobia en las cefaleas primarias [Osmophobia analysis in primary headache]», *Neurologia*, 24 (5), 2009, pp. 315-317.

—, R. García-Cobos *et al.*, «Neuro-otological symptoms in patients with migraine», *Neurologia*, 26 (2), 2011, pp.100-104, doi: 10.1016/j.nrl.2010.06.001.

Capítulo 11

Carvalho, I. V., C. S. Fernandes *et al.*, «The migraine postdrome: Clinical characterization, influence of abortive treatment and impact in the quality of life», *Clin Neurol Neurosurg*, 221, 2022, doi: 10.1016/j.clineuro.2022.107408.

Karsan, N., A. Peréz-Rodríguez *et al.*, «The migraine postdrome: Spontaneous and triggered phenotypes»,

Cephalalgia, 41 (6), 2021, pp. 721-730, doi: 10.1177/0333102420975401.

Shibata, M., S. Kitagawa *et al.*, «Protracted hypomobility in the absence of trigeminal sensitization after cortical spreading depolarization: Relevance to migraine postdrome», *Neurosci Res*, 172, 2021, pp. 80-86, doi: 10.1016/j.neures.2021.03.010.

Capítulo 12

Athar, F., A. Zahid *et al.*, «Frequency of migraine according to the ICHD-3 criteria and its association with sociodemographic and triggering factors in Pakistan: A cross-sectional study», *Ann Med Surg*, 82, 2022, pp. 1045-1089, doi: 10.1016/j.amsu.2022.104589.

Hajjarzadeh, S., D. Shalilahmadi *et al.*, «The comparison of the main dietary and non-dietary trigger factors in women with chronic and episodic migraine», *Nutr Diet*, 79 (5), 2022, pp. 616-622, doi: 10.1111/1747-0080.12761.

Vives-Mestres, M., A. Casanova *et al.*, «Alcohol as a trigger of migraine attacks in people with migraine. Results from a large prospective cohort study in English-speaking countries», *Headache*, 62 (10), 2022, pp. 1329-1338, doi: 10.1111/head.14428.

Capítulo 13

Amiri, P., S. Kazeminasab *et al.*, «Migraine: A Review on Its History, Global Epidemiology, Risk Factors, and Comorbidities», *Front Neurol*, 12, 2022, doi: 10.3389/fneur.2021.800605.

Lipton, R. B., K. M. Fanning *et al.*, «Identifying Natural Subgroups of Migraine Based on Comorbidity and Concomitant Condition Profiles: Results of the Chronic Migraine Epidemiology and Outcomes (CaMEO) Study», *Headache*, 58 (7), 2018, pp. 933-947, doi: 10.1111/head.13342.

Radat, F., «What is the link between migraine and psychiatric disorders? From epidemiology to therapeutics», *Rev Neurol*, 177 (7), 2021, pp. 821-826, doi: 10.1016/j.neurol.2021.07.007.

Capítulo 14

Andreou, A. P., y L. Edvinsson, «Mechanisms of migraine as a chronic evolutive condition», *J Headache Pain*, 20 (1), 2019, doi: 10.1186/s10194-019-1066-0.

Burch, R. C., D. C. Buse y R. B. Lipton, «Migraine: Epidemiology, Burden, and Comorbidity», *Neurol Clin*, 37 (4), 2019, pp. 631-649, doi: 10.1016/j.ncl.2019.06.001.

Kung, D., G. Rodriguez y R. Evans, «Chronic Migraine: Diagnosis and Management», *Neurol Clin*, 41 (1), 2023, pp. 141-159, doi: 10.1016/j.ncl.2022.05.005.

CAPÍTULO 15

Haghdoost, F., y M. Togha, «Migraine management: Non-pharmacological points for patients and health care professionals», *Open Med (Wars)*, 17 (1), 2022, pp. 1869-1882, doi: 10.1515/med-2022-0598.

Kung, D., G. Rodriguez y R. Evans, «Chronic Migraine: Diagnosis and Management», *Neurol Clin*, 41 (1), 2023, pp. 141-159, doi: 10.1016/j.ncl.2022.05.005.

Tepper, S. J., J. Ailani *et al.*, «Variability in recurrence rates with acute treatments for migraine: why recurrence is not an appropriate outcome measure», *J Headache Pain*, 23 (1), 2022, doi: 10.1186/s10194-022-01519-4.

CAPÍTULO 16

Fernández de las Peñas, C., L. L. Florencio *et al.*, «Clinical Reasoning Behind Non-Pharmacological Interventions for the Management of Headaches: A Narrative Literature Review», *Int J Environ Res Public Health*, 17 (11), 2020, doi: 10.3390/ijerph17114126.

Haghdoost, F., y M. Togha, «Migraine management: Non-pharmacological points for patients and health care professionals», *Open Med (Wars)*, 17 (1), 2022, pp. 1869-1882, doi: 10.1515/med-2022-0598.

Rosignoli, C., R. Ornello *et al.*, «Applying a biopsychosocial model to migraine: rationale and clinical implications», *J Headache Pain*, 23 (1), 2022, doi: 10.1186/s10194-022-01471-3.

CAPÍTULO 17

Karsan, N., y P. J. Goadsby, «New Oral Drugs for Migraine», *CNS Drugs*, 36 (9), 2022, pp. 933-949, doi: 10.1007/s40263-022-00948-8.

Rissardo, J. P., y A. L. F. Caprara, «Gepants for Acute and Preventive Migraine Treatment: A Narrative Review», *Brain Sci*, 12 (12), 2022, doi: 10.3390/brainsci12121612.

CAPÍTULO 18

Gottschalk, C., D. C. Buse *et al.*, «The importance of an early onset of migraine prevention: an evidence-based, hypothesis-driven scoping literature review», *Ther Adv Neurol Disord*, 15, 2022, doi: 10.1177/17562864221095902.

Karsan, N., y P. J. Goadsby, «New Oral Drugs for Migraine», *CNS Drugs*, 36 (9), 2022, pp. 933-949, doi: 10.1007/s40263-022-00948-8.

CAPÍTULO 19

Do, T. P., A. Al-Saoudi y M. Ashina, «Future prophylactic treatments in migraine: Beyond anti-CGRP monoclonal antibodies and gepants», *Rev Neurol*, 177 (7), 2021, pp. 827-833, doi: 10.1016/j.neurol.2021.06.005.

Karsan, N., y P. J. Goadsby, «New Oral Drugs for Migraine», *CNS Drugs*, 36 (9), 2022, pp. 933-949, doi: 10.1007/s40263-022-00948-8.

CAPÍTULO 20

VV. AA., «Headache Classification Committee of the International Headache Society (HIS). The International Classification of Headache Disorders», *Cephalalgia*, 38 (1), 2018, doi: 10.1177/0333102417738202.

CAPÍTULO 21

Iser, C., y K. Arca, «Headache and Autonomic Dysfunction: a Review», *Curr Neurol Neurosci Rep.*, 22

(10), 2022, pp. 625-634, doi: 10.1007/s11910-022-01225-3.

Membrilla, J. A., J. Roa y J. Díaz de Terán, «Preventive treatment of refractory chronic cluster headache: systematic review and meta-analysis», *J Neurol*, 31 de octubre de 2022, doi: 10.1007/s00415-022-11436-w.

Capítulo 22

Bentivegna, E., M. Luciani *et al.*, «Recent advancements in tension-type headache: a narrative review», *Expert Rev Neurother*, 21 (7), 2021, pp. 793-803, doi: 10.1080/14737175.2021.1943363.

Steel, S. J., C. E. Robertson y M. A. Whealy, «Current Understanding of the Pathophysiology and Approach to Tension-Type Headache», *Curr Neurol Neurosci Rep.*, 21 (10), 2021, doi: 10.1007/s11910-021-01138-7.

Capítulo 23

Rayhill, M., «Headache in Pregnancy and Lactation», *Continuum (Minneap Minn)*, 28 (1), 2022, pp. 72-92, doi: 10.1212/CON.0000000000001070.

Capítulo 24

Porta-Etessam, J., «El aura de la creación», *Kranion*, 3, 2005, pp. 24-30.